Georg Jasper

Zurück im Leben

Mein Weg aus dem Krebs

Georg Jasper

Zurück im Leben
Mein Weg aus dem Krebs

Naturheilkunde – Hildegard von Bingen

HILDEGARD FORUM VERLAG, BINGEN

2. Auflage 2000.
Titelgestaltung: Judith Scherer
Druck: Süddeutscher Zeitungsdienst, Aalen
ISBN 3-9806304-0-4

Inhalt

Dank

Allen, die mir durch ihren Beistand geholfen haben, die schwere Krebskrankheit zu überwinden, möchte ich durch dieses Buch meinen aufrichtigen Dank ausdrücken.

1. Einführung

Lange habe ich mit mir gerungen, ob ich meine Krankheitsgeschichte, die sich mit dem Krebs zu befassen hat, in Form eines kleinen Buches festhalten sollte. Viele Fragen drängten sich mir auf: Würde ich anderen Kranken helfen können, wenn ich von meinen positiven Erfahrungen berichte? Würde ich sie eventuell sogar davon abhalten, ärztliche Hilfe in Anspruch zu nehmen oder bereits begonnene Behandlungen weiter zu führen? Würde ich nicht zumindest Verwirrung stiften bei Kranken, denen es an nötigem Selbstvertrauen mangelt?

Wenn es um eine weniger gefährliche Erkrankung ginge, hätte ich meine Entscheidung leichter treffen können. In die Überlegungen war darüberhinaus die Erkenntnis mit einzubinden, daß es sich um eine äußerst schwierige Materie handelt, die selbst der wissenschaftlichen Forschung weiterhin große Rätsel aufgibt, daß es zudem viele Arten von Krebskrankheiten gibt.

Ich habe mich für die Niederschrift entschieden: Würde ich Betroffenen nicht auch Mut machen und Wege aufzeigen können, die ich mir selbst mühsam erarbeiten mußte? Beruhigt hat mich die Gewißheit, daß ich mich sehr intensiv mit dem Thema befaßt hatte und laufend befasse. Wer sich auf dem Büchermarkt umschaut, weiß zudem, wie sich andere auch gedrängt gefühlt haben, ihre Erfahrungen nach überstandener Krankheit niederzuschreiben. Ich unterstelle die gute Absicht, denen, für die auf der Talsohle ihrer Krankheit alles nur noch düster und trostlos ist, Zuversicht und Hoffnung zu spenden, gleichzeitig Möglichkeiten aufzuzeigen, welche zu einer Gesundung führen oder die Lebensqualität verbessern.

Das ist nun leichter gesagt als getan. Im Vollbesitz der Kräfte läßt sich der Mut für außergewöhnliche Aktivitäten unschwer aufbringen. Sind Körper und Geist dagegen entkräftet, stellt sich die Situation anders dar und wirkt noch trostloser, als sie es ohnehin ist. Wie oft habe ich gehört: "Du darfst den Mut nicht sinken lassen", oder: "Du wirst es schon schaffen", oder "schaue mutig in die Zukunft, Du mußt nur wollen". Was bieten im Grunde solch gut gemeinte Aufforderungen? Nicht viel. Später hört sich das oft so an: "Mutig hat er gekämpft bis zum letzten Atemzug", oder: "Sein mutiger Kampf gegen die Krankheit war vergeblich", oder: "Er war mutig und tapfer, aber die Krankheit hat ihn besiegt". Ich habe mich immer artig für die guten Wünsche bedankt. Trost gaben mir die so leicht dahin gesprochenen Formulierungen nicht. Aber sie haben mich zum Nachdenken angeregt.

Aus diesem Nachdenken formulierte sich in mir die Frage, wie Mut und Kampf in echte Aktivitäten umgesetzt werden könnten. Ich kam zu dem Schluß, daß eine Strategie entwickelt werden mußte, unabhängig von dem Bemühen der Ärzte um mich. Aber wie und welche? Den Einstieg in die Beeinflussung des krankheitlichen Geschehens zu finden, war sehr schwer. Ohne Tips und Hinweise von den verschiedensten Seiten wäre es mir wahrscheinlich nicht gelungen. Augen und Ohren habe ich offen gehalten, um verwertbare Anregungen aufzunehmen und etwas daraus zu machen, aber auch, um Irrwege zu vermeiden und Beutelschneidern nicht auf den Leim zu gehen. Ich bilde mir ein, daß mir dies einigermaßen gelungen ist.

Meine Krankheit habe ich mir wie einen Kriegsschauplatz vorgestellt, auf dem ich meine Rolle als Heerführer zu spielen hatte. Verschiedene Stoßrichtungen waren strategisch möglich. Zu einer dieser Stoßrichtungen hatte ich selbst wenig beizutragen. Sie wurde von der Schulmedizin vorgegeben. Ich hätte es in meiner Lage für töricht gehalten, mich den Behandlungen zu verschließen. Ob nun Operation, Chemotherapie oder Bestrahlung, ich konnte es nicht entscheiden. Trotzdem war insofern ein nicht zu unterschätzender Beitrag von mir zu leisten, als ich meinen Ärzten volles Vertrauen entgegenzubringen hatte.

Die anderen von mir ausgewählten Stoßrichtungen sollten nützliche Ergänzungen sein, jedoch ebenfalls mit großer Durchschlagskraft. Nach den ersten beiden Angriffen (Operation und Zytostasetherapie), die in der Verantwortung der Ärzte lagen, war ich an der Reihe, mit meinen Befreiungsschlägen zu beginnen. Die unvermeidbaren Strapazen der klassischen Methoden haben mich nicht davon abgehalten, die Waffen der natürlichen und biologischen Heilverfahren einzusetzen. Nur welche, das war für mich die Frage. Wer macht sich schon Gedanken über solche Dinge, wenn die Notwendigkeit in zumindest halbwegs gesunden Tagen nicht zwingend gegeben ist?

Ich glaube, gangbare Wege gefunden zu haben, wie ich später aufzeigen werde, ohne Überheblichkeit. Vielleicht hat sogar schon die aufzubringende Energie mitgeholfen, den Prozeß der Heilung positiv zu beeinflussen.

Möge dieses Büchlein ein Leitfaden für die um Selbsthilfe Ringenden sein. Für die, die ernsthaft gewillt und bemüht sind, mit Mut und unter Einsatz der eigenen Kraft zur Wiedererlangung der Gesundheit beizutragen. Ich spreche jedoch auch die Gesunden an. Wenn sie meine Aufzeichnungen aufmerksam lesen, werden sie manche Anregung finden, wie man sich die Gesundheit erhalten kann.

Eine erfolgreiche Behandlung der Krebskrankheit bleibt nicht verborgen und zieht eine nicht gerade geringe Aufmerksamkeit auf sich. Ich habe diese Erfahrung gemacht, obwohl mir zu keinem Zeitpunkt daran gelegen war. Es war mir eher unangenehm, im Blickpunkt zu stehen und eventuell sogar Ratschläge abzugeben. Etwas anderes war es, von Medizinern befragt zu werden. Bei ratsuchenden Kranken wird die Reaktion für einen Nichtmediziner schwierig, besonders dann, wenn bei dem Gesprächspartner das Wort "Krebs" kaum über die Lippen kommt. In den meisten Fällen werden sogar die Angehörigen vorgeschickt, um Informationen über die "Wunderdroge" einzuholen. Hilferufe, Fragen und Bitten kamen auf mich zu. Die große Enttäuschung beim Gegenüber zeigte sich spätestens dann, wenn ich angedeutet habe, welche Disziplin und Arbeit an sich selbst der Kranke auf sich nehmen muß, um zum Erfolg zu kommen. Selbst zu dem Thema "zweckmäßige Ernährung" war kaum Aufmerksamkeit vorhanden. Von der "Pille gegen Krebs" konnte ich leider nicht berichten.

Vielleicht eignet sich die Buchform zur ansprechenderen Darstellung des Möglichen. Ich werde mich bemühen, meine Chronik umfassend und objektiv zu gestalten. Und wenn nur wenigen der gleiche Erfolg beschieden ist, wird mich das sehr glücklich machen.

Es wird auffallen, daß ich die Behandlungen durch die sogenannte "Schulmedizin" zwar nicht auslasse, sie aber auch nicht näher beschreibe. Der Grund ist darin zu suchen, daß diese Praktiken allgemein und hinreichend bekannt sind. Ich hüte mich davor, mit meinem Wissen mitreden zu wollen. Für einen Brückenschlag zwischen Schul- und Naturmedizin setze ich mich dagegen jederzeit ein, damit es zu einer sinnvollen und fruchtbaren Ergänzung kommt. Gegensätze treten nicht nur zwischen diesen beiden Richtungen zutage. Ich habe beobachten können, und gar nicht so selten, daß unterschiedliche Auffassungen und Meinungen in der Gruppe der Anhänger rein naturkundlicher Verfahren genau so groß sein können.

2. Die Zeit vor dem Ausbruch der Krankheit

Eine Krebskrankheit entwickelt sich nach meinem Wissen über einen längeren Zeitraum. Wenn mir auch niemand die Ursache für die irgendwann eingetretene Zellentgleisung aufzeigen kann, so bin ich doch ziemlich sicher, daß, von einer genetischen Veranlagung abgesehen, gewisse Lebensumstände mit dazu beigetragen haben, den Keim für die böse Erkrankung zu pflanzen. Als die Fakten im April 1990 eindeutig und klar waren, hatte ich das 60. Lebensjahr gerade vollendet. Bis zu diesem Zeitpunkt stand ich voll im Beruf. Vom Ruhestand wollte ich frühestens mit 63 Jahren träumen. Trotz der Überbeanspruchung, der ich mich in meinem Beruf als Industriekaufmann ausgesetzt sah, glaubte ich, "alles locker wegstecken zu können", wie man zu sagen pflegt.

Eine Analyse meiner Lebensführung hätte mich leicht eines besseren belehren können. Die Rebellion meines Körpers war vorprogrammiert. Wenn sich die Krebskrankheit nicht eingestellt hätte, wäre wahrscheinlich ein anderes schweres Übel auf mich zugekommen. Das ist jedenfalls meine Überzeugung. Die Arbeitszeit betrug in der Regel zehn bis zwölf Stunden täglich. Eine Entspannung in der spärlich verbleibenden Ruhezeit war kaum möglich. Rechtzeitige Warnungen meines Hausarztes "schlug ich in den Wind". Es war nicht nur die Problematik vieler Aufgaben unter immer härter werdenden Marktbedingungen, nicht nur das Quantum an Arbeit, es war nicht nur die seelische

Belastung, womit Körper und Geist niedergedrückt wurden. Es kamen noch Faktoren hinzu, die als Verstärker wirkten: Unregelmäßig eingenommene Mahlzeiten, diese zum Teil auch noch sehr üppig, ganz zu schweigen von der Art der Ernährung. Daß der Schlaf zu kurz kam, versteht sich fast von selbst. Sogar die meisten Wochenenden waren nicht frei von der Arbeit oder zumindest den Gedanken daran. Alles in allem ein nicht gerade gesunder Lebenswandel. Diese Tatsache wird auch nicht dadurch beschönigt, daß die beruflichen Verpflichtungen als Alibi herhalten müssen.

So kam eben, was kommen mußte: Die schwere Krankheit. Angekündigt hat sie sich nicht. Die Ärzte haben mich später gefragt: “Sie haben wirklich nichts bemerkt?” – “Nichts”, habe ich geantwortet. Ruhigen Gewissens kann ich sagen, daß ich mit meiner Antwort von der Wahrheit nicht abgewichen bin.

3. Die Katastrophe

Diesen Begriff wähle ich, weil ich die Situation, in die ich über Nacht hineingeriet, kaum anders wiedergeben kann. Die schlimme Wahrheit, mit der ich mich konfrontiert sah, war für mich niederschmetternd, das gestehe ich frei und offen. Blind war ich nie durch das Leben gelaufen, und immer wieder mal konnte ich Zuschauer sein, wenn das Schicksal bei anderen Menschen zuschlug. Selbst getroffen zu werden, nein, das konnte einfach nicht sein – meinte ich.

Auf einer mehrtägigen Geschäftsreise im benachbarten Ausland passierte es. Gleich in der ersten Nacht meiner Abwesenheit von Zuhause überfielen mich kolikartige Leibschmerzen, die von Stunde zu Stunde schlimmer wurden und kaum zu ertragen waren. "Es wird morgen wieder besser werden", dachte ich und hielt unter Aufbietung all meiner Kräfte durch. Es war mir auch vollkommen fremd, ein festgelegtes Programm nicht bis zum Ende durchzuziehen. Keiner meiner Gesprächspartner hat in den darauf folgenden Tagen eine Ahnung davon gehabt, in welcher Verfassung ich mich befand. Wenn ich mich in den Verhandlungen nicht voll konzentrieren konnte, täuschte ich ein leichtes Unwohlsein vor und trank Kamillentee, sofern er verfügbar war.

Einmal habe ich auch einen Apotheker zu überreden versucht, mir ein Medikament gegen Gallenkoliken zu verkaufen. Er weigerte sich strikt und forderte mich auf, schnellstens einen Arzt aufzusuchen. In meiner

Starrköpfigkeit ließ ich mich auf einen Disput ein, welcher jedoch mit einer Niederlage für mich endete. Ich war stinksauer und wollte sogar noch eine andere Apotheke bemühen. Mein Begleiter hat mich, Gott sei Dank, daran gehindert. Heute empfinde ich eine große Dankbarkeit dem Apotheker und meinem Begleiter gegenüber. Das einzig Richtige wäre gewesen, ins nächste Flugzeug zu steigen: ab zur ärztlichen Untersuchung in die Heimat. Der Arztbesuch war jedoch erst einige Tage später an der Reihe. Ich hielt mich an meinen Terminkalender.

Mein Hausarzt Eckart Rigol in Menden reagierte mit der ihm eigenen Gründlichkeit und Schnelligkeit. Er ordnete sofort eine klinische Untersuchung an, obwohl ich beteuerte, es ginge mir in der Zwischenzeit schon wieder etwas besser. Ahnte ich, was auf mich zukommen würde? Es wird wohl so gewesen sein.

Da sich mein Arzt nicht nur auf die Einweisung in die Klinik beschränkte, sondern auch mit dem zuständigen Internisten telefonierte, ergaben sich für die nachfolgenden Untersuchungen keine Wartezeiten. Alles lief wie ein Uhrwerk ab. Ich erwähne dies lobenswert, weil ich hierin eine erste gute Fügung sehe, nachdem ich selbst kostbare Zeit vertan hatte. Jeder Tag in diesem Stadium zählte doppelt!

Die Schmerzen hatte ich vornehmlich in der rechten Bauchseite verspürt, daher hatte ich auch laienhaft angenommen, daß es sich um Gallenkoliken handeln könnte. Eine ausgesprochene Torheit eines Laien, der nicht ernsthaft krank sein wollte. Sehr schnell wurde mein furchtbarer Irrtum aufgeklärt. Die sofort durchgeführte Magenspiegelung, die, für mich wiederum unverständlich, an den Anfang der Untersuchungen gesetzt wurde, erbrachte das niederschmetternde Resultat, daß wahrscheinlich eine bösartige Krankheit festzustellen sei, nach Form und Aussehen ein Magenkarzinom. Der untersuchende Professor, Chefarzt der inneren Abteilung, beschönigte die Befürchtung nicht. Diese Offenbarung brachte mich fast zur Erstarrung. Ausgerechnet ich sollte todkrank sein? Der Professor mußte sich irren. Aber er irrte sich nicht! Bis zur Bestätigung der vorläufigen Diagnose verging etwa eine Woche.

Es war die schlimmste Woche in meinem sechzigjährigen Leben. Dann lag das Ergebnis des pathologischen Instituts, wo die Gewebeuntersuchung vorgenommen worden war, ohne Fragezeichen auf dem Tisch. In einem Schlußsatz wurden die Probeexzisionen zusammengefaßt: "Der histologische Befund spricht für ein primäres Magenkarzinom der Kardiaregion mit Übergreifen auf den Ösophagus". Die Ärzte übersetzten die Fachausdrücke in eine mir verständliche Diagnose, die auf diese Weise vom Inhalt her natürlich nicht besser werden konnte. Es hatten sich bereits Metastasen in der Leber gebildet, hühnereiergroße Lymphknoten waren angeschwollen.

Damals war ich der Meinung, die Ärzte hätten mir den schlimmen Befund schonender beibringen sollen. Ich dachte wohl noch an die Zeiten zurück, in der es gemieden wurde, dem Kranken die Wahrheit zu sagen; nur die Angehörigen wußten Bescheid. Die Konfrontation mit der Tatsache hat mich eines Besseren belehrt. Wer die Wahrheit knallhart erfährt, bricht vielleicht in sich zusammen und gibt sich auf – oder auch nicht!

Bei mir war es so, daß ich mich sehr schnell auf das Unabänderliche voll eingestellt habe, jedoch nicht in stiller Ergebenheit. Wenn auch mehr im Unterbewußtsein, aber ich erlebte die erste Mobilmachung meiner eigenen Kräfte. Aus diesem

Grunde war ich den Ärzten wegen der schonungslosen Offenheit recht bald dankbar. Meine Familie und mein Hausarzt gaben sich alle Mühe, positive Gedanken in mir zu wecken, jedoch nicht zuletzt auch die Ärzte und das Pflegepersonal in der Klinik. Das war gut so. Andernfalls wäre alles doch nur eine einzige Heuchelei gewesen. Ich will nichts herunterspielen: Es braucht schon eine Weile, bis man wieder Tritt gefaßt hat.

In der Woche des Wartens auf den endgültigen Befund war natürlich in Bezug auf den psychischen Aufbau nicht viel zu machen. Aber selbst in dieser Woche habe ich mich nicht aufgegeben. Meine Firma kam mir sehr entgegen und stellte mir frei, zuhause zu bleiben oder die Arbeit, so gut es ging, fortzusetzen. Ich hielt die Ausfüllung der Tage mit Arbeit und Abwechslung für besser, trotz der körperlichen Strapazen.

War das Entgegenkommen meines Arbeitgebers wieder eine gute Fügung, um mich vor dem Trübsinn zu bewahren, oder war es mein nicht zu zügelnder Drang, den Widerständen zum Trotz meine Pflicht zu erfüllen? Ich hätte mit meiner Frau ja auch privat eine Reise unternehmen können. Ich entschied mich für die Geschäftsreise. Meine Frau wich allerdings nicht mehr von meiner Seite. Ihre zuversichtliche Art und gefaßte Haltung übten einen beruhigenden Einfluß auf mich aus, so daß ich die Woche schaffte und nicht sie mich.

4. Die Operation

Es ist unschwer zu erraten, daß in enger Abstimmung zwischen Hausarzt und Klinik bei einem Befund, wie er bei mir zu verzeichnen war, nur eine Operation in Frage kam. Unter Operation war die totale Magenentfernung zu verstehen, so schnell wie möglich!

Der Chefarzt der Chirurgie setzte das Skalpell am 2. Mai 1990 an. Für mich gab es in den nächsten Stunden nichts mehr zu tun. Die Ereignisse nahmen ohne mein Zutun ihren Lauf. In der Dämmerphase vor der Operation beschäftigte mich die Frage, ob die Ärzte alles richtig machen würden, schon nicht mehr. Wenn mein Erinnerungsvermögen mich nicht täuscht, war ich relativ gelassen, nicht nur wegen der Medikamente, die mir verabreicht wurden. Dinge, die noch zu ordnen waren, hatte ich rechtzeitig erledigt, so daß mich das Ende des irdischen Daseins nicht unvorbereitet treffen konnte. Der kleine Funke der Zuversicht war zu keinem Zeitpunkt in mir erloschen.

Auf der Intensivstation fand ich mich wieder. Ich hatte dort etwa zwei Wochen zu verbleiben. Ich brauche nicht zu beschreiben, wie es dort zugeht, und wie ich mich in den ersten Tagen nach der Operation gefühlt habe. Ein Lichtblick war die Information von ärztlicher Seite, daß nur der Magen und einige Lymphknoten entfernt worden seien, außerdem metastasenverdächtiges Gewebe an der Leber. Manchmal sei es notwendig, neben dem Magen auch die Milz mit herauszunehmen.

Trotz größter Bemühungen der Ärzte und des

Pflegepersonals, mir die Verweildauer so angenehm wie möglich zu gestalten, war es ein Ringen zwischen Fortschritt und Rückschritt, zwischen Hoffnung und Verzagtheit, vielleicht sogar zwischen Leben und Tod – obwohl dies niemand, weder damals noch später, ausgesprochen hat. Ich möchte auf Einzelheiten nicht eingehen, die Erfahrungen muß jeder, der sich in einer solchen Lage befindet, selber machen. Es kann auch nicht Sinn meiner Aufzeichnungen sein, Ängste zu schüren.

Ich beschreibe vielmehr die Erinnerungen, durch eigene Aktivitäten mitzuwirken, den Weg der langsamen und mühsamen Genesung zu finden, auch wenn sich einige Wochen darauf erneut große Hindernisse auf diesem Weg auftürmten.

Die Intensivstation war für mich keineswegs ein Ort passiven Verhaltens. Und schon gar nicht konnte mich anschließend das Bett der Pflegestation daran hindern, Aktivitäten zu entfalten, die ich für erforderlich hielt und die mir auch möglich waren. Da ich schon bald mit Unterstützung von Schwestern und Pflegern aufstehen mußte, um den Kreislauf zu mobilisieren, nutzte ich jede Gelegenheit, zusätzlich etwas Sinnvolles damit zu verbinden, soweit es eben die Umstände zuließen.

Der Gang zum Waschbecken zum Beispiel eröffnete mir die Möglichkeit, Wasseranwendungen nach Kneipp'schen Regeln an mir vorzunehmen. Mit Pfarrer Kneipp und seinen Wasserkuren hatte ich mich schon seit jungen Jahren befaßt. Ich brauchte sie nicht erst zu erlernen. Jetzt erschienen mir die Anwendungen geradezu als Rettungsring, wenn auch die an mir herunterhängenden Schläuche und sonstigen Utensilien ein großes Handikap in meinen Bemühungen waren. Die zusätzlich auftretenden Schmerzen versuchte ich zu ignorieren.

Das anwesende Pflegepersonal hat zumindest anfänglich ungläubig und argwöhnisch meinem seltsamen Treiben zugeschaut, aber es hat mich auch niemand an meinem Tun gehindert. Offenbar wollte man meine Energie nicht bremsen. Ich glaube jedenfalls fest daran, daß durch mein Handeln Kräfte von nicht zu unterschätzendem Ausmaß von mir Besitz ergriffen haben, körperlich und geistig. Der Kreislauf ist gut in Schwung gekommen und hat Einfluß auf andere Organe genommen. Die Erfrischung des Geistes ist automatisch damit verbunden.

Erst etwa in der zweiten Woche auf der Pflegestation konnte ich vorsichtig mit dem Trinken beginnen und eine Zeitspanne später mit dem Essen. Der Chefarzt der Intensivpflege ließ es sich nicht nehmen, vor dem Schlürfen des ersten Glases Kamillentee mit mir anzustoßen. Es war für uns beide ein großes Erfolgserlebnis! Haferschleim war die erste Nahrung, die ich auf normalem Wege zu mir nehmen konnte. Es war ein lukullisches Mahl, nicht nur, weil ich bescheiden geworden war, sondern weil ich den Fortschritt voll ausgekostet habe. Die Krankenschwestern nahmen an meiner Freude regen Anteil. Das erste Marmeladenbrot wurde mit Trommelwirbel und Gesang hereingetragen. Warum erzähle ich das? Nun, weil es für mich zur Genesung gehörte. Diese kleinen Dinge sind so ungeheuer wichtig!

Auf der ganzen Linie ging es in kleinen Schritten weiter. Aus den bescheidenen Bewegungsübungen, die ich täglich durchführte, wurde Atem- und Gliedertraining unter Anleitung durch einen Krankengymnasten. Das Zimmer wurde mit dem langen Flur getauscht. Regelmäßig und unermüdlich, aber auch unerbittlich. Ich mußte mich sehr anstrengen, um dem flauen Gefühl im Bauch und dem Schwindel im Kopf entgegenzuwirken. Manchmal hatte ich das Empfinden, der Boden schwanke unter meinen Füßen, dann kam das Kommando: “Nicht nach unten schauen, immer schön nach vorn.” Ich sah den doppelten Sinn in dieser Aufforderung: “Zielstrebig in die Zukunft hineinmarschieren.” Und das nahm ich mir an jedem Tag neu vor.

Die Aufenthaltsdauer in der Klinik erschien mir wie eine Ewigkeit. Die Entlassung sehnte ich so sehr herbei, daß ich jeder Visite erwartungsvoll entgegensah. Andererseits war mir klar, wie wichtig die stationäre Betreuung unter ärztlicher Aufsicht für mich war, denn das Auskommen ohne Magen mußte erlernt und erprobt werden. Dieses wurde ergänzt durch medikamentöse Behandlung.

Der Tag kam endlich, auf den ich gewartet hatte. Wie man mir sagte, war die Zeit seit der Operation sogar relativ kurz gewesen. Als mir der Chefarzt die Erlaubnis zum Verlassen der Klinik erteilte, war ich überglücklich. Im Überschwang der Gefühle war kein Raum für bange Überlegungen, daß es eine Entlassung auf Zeit sein könnte. Aber es war eine!

5. Die Chemotherapie

Für Operation, Intensivbehandlung und Nachbehandlung waren entgegen meinen Empfindungen nur knappe vier Wochen benötigt worden. Daraus leitete ich ab, es würde in den eigenen vier Wänden noch schneller mit mir aufwärts gehen. Die Ernüchterung kam bald. In dem Abschlußgespräch mit dem Chirurgen hatte ich meine ganz Aufmerksamkeit nur auf den Entlassungstermin gerichtet: 1. Juni 1990. Einem anderen Satz hatte ich nicht die geringste Beachtung geschenkt. Ich sollte mich nämlich vorher noch in der Abteilung für innere Medizin melden. Aber ich brauchte mich nicht dorthin zu bemühen, der Professor, der die Erstuntersuchung durchgeführt hatte, kam zu mir. Selbst das hielt ich noch für eine freundliche Geste. Die Freundlichkeit war zwar spürbar, der Inhalt der Unterredung war jedoch alles andere als aufheiternd. Mit der Operation war die Krankheit keineswegs überstanden. Wegen einer in der Leber festgestellten Metastasenbildung wurde mir eine Zytostatikabehandlung dringend angeraten. Antwort auf meine Frage nach der Erfolgschance: 60 : 40.

Mit meinem Lebensmut ging es, wie nach der Erstuntersuchung, wieder schlagartig in den Keller. Ich war so enttäuscht, daß ich sogar unterstellte, die Aussicht auf Erfolg würde wohl eher bei 40 zu 60 liegen als umgekehrt. Ich verhehle auch nicht, daß ich erneut enttäuscht über die Offenheit war, in der zu mir geredet wurde. Und doch war es richtig, kein Blatt vor den

Mund zu nehmen. In meinem Innern kam es wieder zu einem verhältnismäßig kurzen Kampf, bis der Optimismus gesiegt hatte. Nur die Angst vor den Aus- und Nebenwirkungen der Chemotherapie selbst war fast nicht zu beseitigen. Zuviel hatte ich darüber gehört und gelesen. Wieder war es meine Frau, die zu mir sagte: "Du wirst damit fertig. Daran hege ich keinen Zweifel." Das stärkte meine Zuversicht und meinen Glauben, nicht nur in Bezug auf das Können der Ärzte. Der Angst zum Trotz baute ich auch diesmal wieder auf die eigene Kraft und die Erschließung irgendwelcher Möglichkeiten, von denen ich annahm, daß es sie geben müsse.

Die Geborgenheit im Kreis meiner Familie und im eigenen Heim konnte ich nur kurze Zeit genießen. Die getroffene Vereinbarung zwang mich, am 12. Juni 1990 wieder in der Klinik zu sein. Vor mir lag eine Behandlung mit Zytostatika in Infusionsform. Nach der Sorgfalt, die ich bei meinen Ärzten kennengelernt hatte, war nicht zu befürchten, daß die Behandlung nicht gründlich vorbereitet worden war. Die Therapie verteilte sich auf sechs Durchgänge von jeweils unterschiedlich langer Verweildauer auf der Station. Ich will mich nicht in Einzelheiten verlieren, weil ich die Wiedergabe ohnehin nur sehr laienhaft vornehmen könnte. Sie spielen in meiner Geschichte auch keine Rolle.

Trotz aller Strapazen überstand ich die Prozeduren einigermaßen glimpflich. Die Kontrollen des Blutbildes hatten einen hohen Stellenwert. Die Entlassung aus einem Durchgang wurde hiervon jeweils abhängig gemacht. Die Blutwerte bestimmten zudem den Beginn der nächsten stationären Behandlung. In den Zwischenzeiten lag die Kontrolle in den Händen des Hausarztes, der die gleiche Sorgfalt walten ließ.

Es ist kaum zu schildern, wie ich nach der Behandlung jedesmal in meinem Herzen die

Information des Professors herbeigefleht habe: "Morgen können Sie zunächst wieder nach Hause gehen. Der Hausarzt kontrolliert inzwischen Ihre Blutwerte und schickt Sie dann wieder her." Der letzte Teil der Erlaubnis legte sich gleich wieder wie ein Bleigewicht auf mein Gemüt. Ich kannte diesen Ablauf, wartete aber trotzdem auf das Wunder einer anderen Aussage, wie etwa: "Die Therapie ist besser als erwartet ausgefallen. Wir können jetzt aufhören." Es blieb eine Wunschvorstellung.

Die einzige Erleichterung ergab sich aus einem guten Verhältnis zu einem Oberarzt. Er verstand sich auf mein Seelenleben und legte beim Chef immer ein gutes Wort für mich ein. Im Klartext: Nach einer Behandlung mußte ich nie über Gebühr lange in der Klinik bleiben – trotz eines gewissen Risikos, das damit verbunden war. Ich selbst wußte, daß ich mich zuhause besser erholen würde, und trotz des stark geschwächten Immunsystems sind ernsthafte Komplikationen nie aufgetreten.

Diese Beobachtung, die ich gerade in den schlimmsten Monaten machen konnte, hat mir Auftrieb gegeben: Ein solcher Verlauf ist nicht selbstverständlich. Daher drängte sich mir immer wieder die Frage nach einer "guten Fügung" auf.

Da mein Körper die Leukozyten, Thrombozyten usw. immer langsamer nachproduzierte, waren die Intervalle zwischen den Behandlungen länger geworden. Erst am 19. Dezember 1990, also kurz vor Weihnachten, war der sechste Durchgang beendet. Wenn ich zuvor festgestellt habe, daß ich die Chemotherapie relativ gut verkraften konnte, so ist damit nicht gesagt, ich sei an diesem Tag in stabiler Verfassung gewesen. Die meinem Körper zugeführten Giftstoffe hatten naturgemäß nicht nur krankes Gewebe zerstört und unschädlich gemacht. Mein

Allgemeinbefinden war angeschlagen, und ich fühlte mich total matt und unwohl, obwohl mein Geist rege arbeitete und die weitere Vorgehensweise absteckte. Der Geist war eigentlich selbst an den Tagen nicht außer Kraft gesetzt worden, wenn ich mit Brechreiz und Würgen zu kämpfen hatte. Vor allem nachts, wenn mich stundenlang die Schlaflosigkeit plagte, dachte ich über Alternativen nach, die sich, möglichst nahtlos, an die zytostatische Behandlung anreihen ließen. Im Großen und Ganzen war mein Plan an jenem 19. Dezember sogar schon fertig. Mit Ausnahme von wenigen Eingeweihten behielt ich ihn aber für mich, ohne größere Zweifel, daß ich das Richtige tun würde. Ich wollte mich nicht nach Hause begeben, um tatenlos die weitere Entwicklung abzuwarten; nein, unmöglich, dagegen wäre meine Natur Sturm gelaufen.

Um ein Bekenntnis komme ich nicht herum. Der Leser meiner Geschichte wird später erfahren, daß ich bereits in der Zeit der chemotherapeutischen Behandlung Mittel aus der sogenannten Hildegard-Medizin eingenommen habe, allerdings oft mit größtem Widerwillen wegen der Übelkeit. Die Überzeugung, daß diese Heilmittel ihre Wirksamkeit entfalten würden, war stärker als meine Abneigung, etwas zu mir zu nehmen. Die Ärzte habe ich selbstredend nicht informiert, aus Angst, sie würden mein Tun mißbilligen und unterbinden. Die Medizinfläschchen bewahrte ich gut versteckt in meinem Nachtschränkchen auf, immer griffbereit. Ob diese Hildegard-Medizin ihren Anteil daran hatte, daß ich halbwegs gut über die Runden gekommen bin oder noch mehr?

Am Entlassungstag gab mir der Professor die Worte mit auf den Weg: “In einem Vierteljahr sehen wir uns wieder. Genießen Sie derweil das Leben im Kreis Ihrer Familie”. Ein letzter, warmherziger Händedruck von seiner Seite, ein letztes Dankeswort von mir, und ich konnte die Stätte verlassen, wo der Grundstein für ein Weiterleben gesetzt worden war. Ich nahm mir vor, den Zeitpunkt des Wiedersehens selbst zu bestimmen.

6. Hausarzt und Partnerschaft

Es scheint mir unumgänglich notwendig zu sein, meinem Hausarzt Eckart Rigol mehr Aufmerksamkeit zu schenken, indem ich ihn unter partnerschaftlichen Aspekten etwas herausstelle. Er hat mich durch alle Tiefen und Höhen der letzten Jahre begleitet. Er konzentrierte sich nicht nur auf meinen ramponierten Körper, die Seelenmassage war für ihn ebenso wichtig. Wenn ich nicht auf all seine Vorstellungen über Untersuchung und Behandlung eingehen wollte und wenn die Termine für Nachuntersuchungen fällig wurden, hat er meine abweichende Meinung akzeptiert, ohne mich fallen zu lassen.

Ob jeder Arzt so gehandelt hätte? Ihm war ganz sicher klar, daß ich bereit war, jeder sich für mich ergebenden Konsequenz mit allen Risiken ins Auge zu blicken. Trotzdem bin ich überzeugt, daß er mich voll im Blick hatte, bis in die Tiefen der Seele. Ohne diese beruhigende Begleitung hätte ich die lange Strecke nicht geschafft. Er war für mich ansprechbar in den Zwischenzeiten der Chemotherapie, in der Zeit danach, als der Magenersatz noch nicht voll funktionsfähig war; es traten immer noch Übelkeitserscheinungen und Schmerzen auf. Auch Vitamine mußten – und müssen auch in Zukunft – durch Injektionen dem Körper zugeführt werden. Es wäre leichtsinnig gewesen, unter derartigen Bedingungen ohne Arzt auskommen zu wollen. Das Blutbild wurde regelmäßig kontrolliert, einschließlich der Tumormarker. So gewann der Arzt durch die Langzeitbeobachtung doch ein ziemlich genaues Bild darüber, ob in mir eine neue Zell-Entgleisung stattfand. Ab und zu traten auch Symptome auf, die ich nicht zu deuten wußte; ich brauchte dann jemanden, der mich sachlich und fachlich aufklärte und mir die Furcht nahm. Diese Aufklärung strahlte auf Geist und Seele.

Ich hoffe, daß ich Verzeihung finde, wenn erst jetzt offenbar wird, daß ich dem Arzt nicht zeitgleich über alle meine Aktivitäten berichtet habe. Ich wollte nicht unbedingt Dinge verheimlichen, aber ich wollte Erfahrungen sammeln und mich nicht plötzlich mit Bedenken konfrontiert sehen, die mich gegebenenfalls doch in meinen Entscheidungen beeinflußt hätten. Ein Arzt muß durch eine andere Brille schauen als ein Laie. Folglich bin ich im Alleingang gestartet, sofern einige Unternehmungen dies erforderlich machten. Die Gefahr eines Irrtums war in mir nicht auszuräumen, aber ich stärkte mich in dem Bewußtsein: "Der Arzt ist zur Stelle, wenn Du ihn brauchst." Die Maßnahmen, die ohne ärztliche Inanspruchnahme nicht eingeleitet werden konnten, hat mein Arzt voll mitgetragen, ich denke an die Einweisung in eine naturkundlich ausgerichtete Klinik oder die Einleitungen von notwendig erscheinenden Kuren.

Die Empfehlungen, die ich von dort mitbekam, wurden zwar einer kritischen Betrachtung unterzogen, aber sie wurden trotz der fehlenden wissenschaftlichen Untermauerung in die Tat umgesetzt. Daß ich in meinem gesundheitlichen Befinden Erfolge vorweisen konnte, wird in dem als partnerschaftlich zu bezeichnenden Verhältnis eine nicht kleine Rolle gespielt haben.

Es sollte nicht unerwähnt bleiben, daß der Hausarzt die Medikation durch sein Wissen und seine

Erfahrungen sinnvoll ergänzte. Ich bringe nur ein Beispiel: Polyerga als Ergänzung zur Chemotherapie. Es handelt sich um einen Extrakt aus Schweinemilz, das angeblich die krankhafte Gärung der Krebszelle und damit das Tumorwachstum hemmen soll. Eine sichere Wirkung wurde bislang allerdings noch nicht bewiesen.

Vieles, was einen guten Arzt ausmacht, wird erst später deutlich. Mir fiel ein kleines Büchlein von Prof. Max Thürkauf in die Hände. Das Büchlein trägt den Titel: "Lebenskräfte zum Heil des Menschen." Max Thürkauf unterscheidet zwischen dem wissenschaftsgläubigen Mediziner und dem an Gott glaubenden Arzt. Der Letztere bezieht die Seele des Patienten mit in die Behandlung ein. Ich danke Gott, daß mein Arzt der zweiten Kategorie angehört.

7. Ergänzende Behandlungsmethoden

Die Monate, in denen die Chemotherapie durchgeführt wurde, haben mir viel Zeit gegeben, um nach sinnvollen Ergänzungen zu forschen und über deren Anwendbarkeit nachzudenken. Ich mußte zur Erarbeitung des Wissens beim Nullpunkt anfangen. Aus vielen Quellen habe ich Informationen zusammengetragen, brauchbare und unbrauchbare. Ob ich immer zu einer objektiven Beurteilung gekommen bin, weiß ich natürlich nicht. In aufwendiger Arbeit habe ich nach und nach herausgefunden, daß es etliche Einrichtungen gibt, die Hilfestellung geben können. Im Zuge meiner Ermittlungen stieß ich dann auch auf Kliniken, die, allen Widerständen zum Trotz, mit ungewöhnlichen Methoden den Krebskrankheiten zu Leibe rücken.

Im allgemeinen sind diese Kliniken in ihren Aussagen und Versprechungen sehr vorsichtig. Dies mag darauf zurückzuführen sein, daß Erfolg und Mißerfolg zu dicht beieinander liegen. Die Vorsicht wird aber auch darin zu suchen sein, daß man wegen der fehlenden gesicherten wissenschaftlichen Grundlage in Fachkreisen nicht anecken möchte. Ich konnte ferner feststellen, wie umfassend in den letzten Jahren die Aufzählung der bei Krebs möglichen Behandlungsverfahren geworden ist, wie negativ manchmal aber auch gleich die Beurteilung ausfällt. Wer den Weg gehen will, den ich gegangen bin, sollte sich darüber klar sein, daß er die Verantwortung selbst übernehmen muß und wird sich ebenso seiner Familie gegenüber verantworten müssen. Ich habe mir gesagt, daß auch bei den klassischen Methoden wie Operation, Bestrahlung, Chemotherapie und anderen niemand den Erfolg garantieren kann. Mit den Zytostatika zum Beispiel kann man sicherlich bis an gewisse Grenzen gehen, man kann jedoch auch zu Tode therapieren. Ein tieferes Eingehen auf diesen bewertenden Vergleich verbietet mir mein Laienverstand.

Aus guter, eigener Erfahrung lehne ich die Methoden der Schulmedizin nicht ab, ich plädiere aber ebenso entschieden für die Einbeziehung der Naturmedizin. Ich gehe sogar soweit, es für notwendig zu erachten, das Mitdenken und Mitwirken des Patienten sehr stark zu fordern. Wenn meine Quellen glaubhaft sind, gibt es sogar Fälle, in denen von Anfang an auf natürliche Heilverfahren gesetzt worden ist, und der Dauererfolg stellte sich ein. Ich wäre, trotz meiner Risikobereitschaft, nicht so weit gegangen.

Wer sich einen Überblick über gegebene Möglichkeiten verschaffen möchte, dem empfehle ich die Broschüre "Alternative Behandlungsmethoden bei Krebskrankheiten". Herausgeben wird sie von der Gesellschaft zur Bekämpfung der Krebskrankheiten in NRW e. V., Johannes-Weyer-Straße 1, Düsseldorf.

Mich haben damals einige negative Anmerkungen gestört, zum Beispiel: "Alternative Behandlungsmethoden werden zu Recht als 'Krebsmedikamente fraglicher Wirksamkeit' " bezeichnet. Ich habe mich an die gleichzeitig ausgesprochene Empfehlung gehalten, "alle Informationen kritisch zu werten, nicht nur diejenigen der Schulmedizin". Für mich war diese Broschüre ein Wegweiser, sie bremste meine Zuversicht nicht. Ich wollte mir selbst ein Urteil bilden.

Auf eine Schrift, die von Frau Dr. med. Veronica Carstens herausgegeben wurde, und die ich für sehr aussagefähig halte, werde ich in einem anderen Kapitel eingehen. Die Zusammenfassung der Krebstherapien gefällt mir schon insofern besser, als sie in der Darstellung positiver ist.

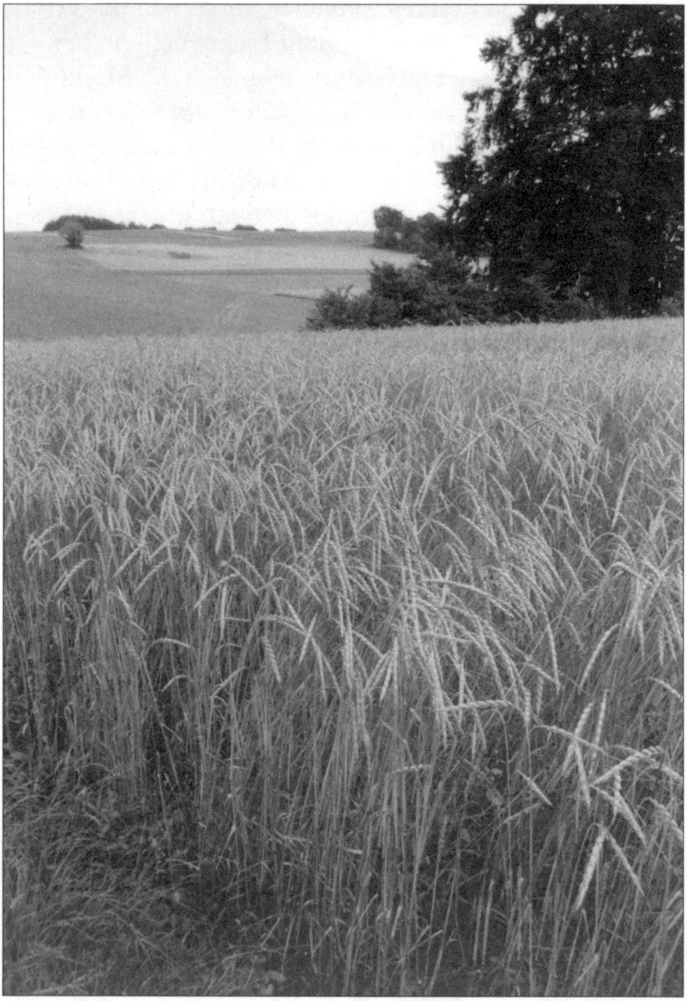

Dinkelfeld in Schwaben.

8. Die Hildegard-Medizin und Ernährungstherapie

Die Heilkunde nach der Hl. Hildegard von Bingen ist leider noch nicht sehr verbreitet. In meiner Nachbehandlung auf selbstgewählten Wegen hat sie eine große Rolle gespielt. Die Hl. Hildegard lebte von 1098 bis 1179. Sie wurde schon als Kind dem klösterlichen Leben zugeführt und sollte später mit außerordentlichen Gnadengaben gesegnet werden. Als Äbtissin und Seherin ist sie bekanntgeworden. Durch visionäre Schauungen ließ Gott sie Ursachen und Behandlungen von Krankheiten "sehen". Etwa 850 Jahre lang blieben ihre Aufzeichnungen unbeachtet.

Der im Jahr 1997 verstorbene Arzt Dr. Hertzka darf das große Verdienst für sich in Anspruch nehmen, sich um die Entdeckung und Erforschung der Hildegard-Heilkunde mit beachtlichem Erfolg bemüht zu haben. Schon etliche Jahre vor meiner Krebserkrankung hatte ich von der Hildegard-Medizin und Ernährungstherapie erfahren. Intensiv befaßt habe ich mich mit dieser Heilkunde jedoch erst nach dem Ausbruch der Krankheit. Ich versuchte, Kontakt zum "Hildegard-Arzt" Dr. Hertzka herzustellen, mußte aber erfahren, daß er die Praxis zwischenzeitlich an jüngere Hände abgegeben hatte. Also wandte ich mich an den Nachfolger, Herrn Dr. Wighard Strehlow, der als Heilpraktiker mit der Hildegard-Medizin und Ernährungstherapie arbeitet. Zum Zeitpunkt meiner Kontaktaufnahme befand sich die Praxis am St. Gebhard-Platz in Konstanz. Heute leitet Dr. Strehlow das Hildegard-Kurhaus in Allensbach am Bodensee und hat dort auch seine Praxis eingerichtet. Nicht weil ich meinen heimischen Ärzten mißtraute, sondern weil ich nach erfolgversprechenden Ergänzungen suchte, führte ich eine erste Konsultation noch während der Chemotherapie herbei, ungeachtet meines geschwächten Gesundheitszustandes.

Der Energieaufwand war nicht gerade gering. Wenn meine Frau mir nicht so unterstützend zur Seite gestanden hätte, wäre mein Handeln trotzdem nicht möglich gewesen. Anvertrauen wollten und konnten wir uns niemandem, denn eine Zustimmung zu unserem Tun hätten wir nicht erwarten können. Ich führte so oder so einen Kampf mit dem Sensenmann, und das Risiko wurde nicht größer, weil wir diese Aktivitäten entfalteten. Zeit durften wir ebensowenig verlieren; kurz entschlossen packten wir die Sache an. Herr Dr. Strehlow gab mir eine Aussage mit auf den Weg, die ich Zeit meines Lebens nicht vergessen werde: “Über den Ernst Ihrer Lage sind Sie mit Sicherheit aufgeklärt worden, aber es gibt keinen Grund zur Verzweiflung”. Das war kein Heilungsversprechen, aber eine Ermunterung.

Eigentlich bin ich nie auf Leute gestoßen, die mir eine Befreiung von meinem Leiden auf irgendeine Weise zusicherten. Ich hielt dies für bemerkenswert, und so blieb ich auch immer realitätsbezogen. Ich sah den Tod hinter der nächsten Ecke lauern. Weil mir diese Gefahr bewußt war, gab ich mir und meinen Sinnen den Auftrag, so aufmerksam und vorsichtig in meinem Tatendrang zu sein, daß ich später nichts zu bereuen hatte.

Von der Hildegard-Heilkunde war ich fasziniert. Ich beschaffte mir gute Literatur, die mich noch stärker in die Materie einführte, so daß ich die Empfehlungen des Heilpraktikers besser bewerten konnte. Außerdem rundete sich das Bild ab über den Zusammenhang von Körper, Geist und Seele.

In den Jahren 1990 bis 1992 war das Buchangebot noch spärlicher als heute. Inzwischen sind etliche Bücher über die Hildegard-Heilkunde erschienen. Ich kann nicht alle lesen, habe jedoch herausgefunden, daß man sehr kritisch an die Auswahl herangehen sollte. Es gibt unter den Verfassern offensichtlich auch solche, die Hildegard zu einer reinen "Kräuterfrau" machen. Das göttliche Wirken in ihrer Hinterlassenschaft wird ignoriert. Ich kann mich für diese Art von Büchern nicht

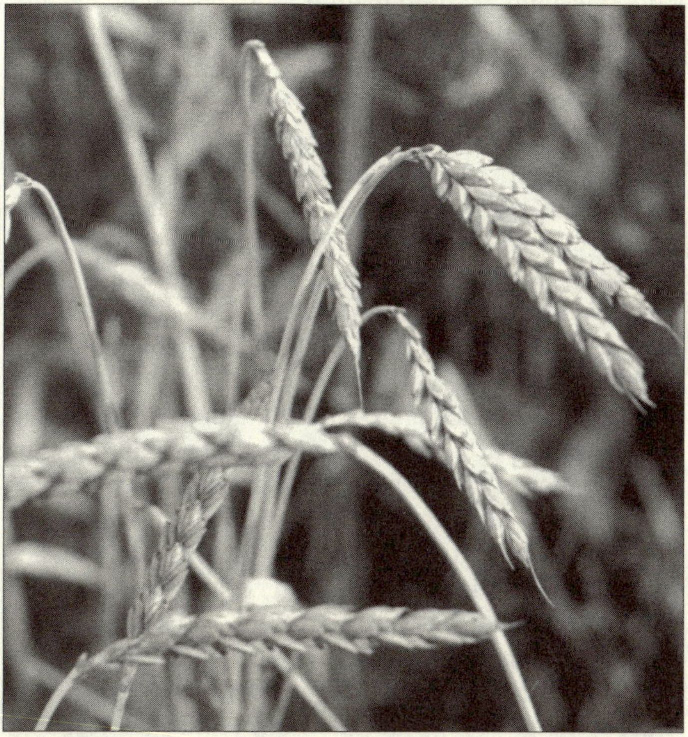

Dinkelähren.

begeistern, weil sie zu oberflächlich bleiben und zum Kern der segensreichen Botschaften nicht vorstoßen. Jeder mag das für sich selbst entscheiden. Ich betrachte die Behandlung nach den Vorgaben der Hl. Hildegard als Ganzheitsmedizin im wahrsten Sinne des Wortes, und nur in dieser Betrachtung habe ich den Erfolg für mich entdeckt.

Ich beginne zunächst mit der Ernährungstherapie, die ohnehin ein Bestandteil der Heilkunde ist. Dr. Strehlow empfahl mir Produkte jeder Art aus dem wertvollen Dinkelkorn, dazu reichlich Obst und Gemüse. Diese Empfehlung ist nichts Besonderes. Sie steht heute in jeder Gesundheits-Publikation. Nur die Auswahl und die Zubereitung sind bei Hildegard von ausschlaggebender Bedeutung. Auch Verbote werden ausgesprochen, zum Beispiel Lauch und Erdbeeren.

Einseitige Rohkostanhänger kommen bei Hildegard sowieso nicht auf ihre Kosten. Hildegard gibt die Richtlinien aber nicht einfach vor, sie untermauert diese mit ausführlichen Begründungen. Wer bereit ist, sich auf die Hildegard-Ernährung einzustellen und den bisherigen Ernährungsfahrplan zu ändern, dem kann ich die Bücher vorschlagen, an die ich mich gehalten habe: "Küchengeheimnisse der Hildegard-Medizin", "Handbuch der Hildegard-Medizin", und in Ergänzung "Große Hildegard-Apotheke", alle drei verfaßt von Dr. Hertzka und Dr. Strehlow, ferner "Die Ernährungstherapie der Hl. Hildegard" und "Hildegard-Heilkunde von A – Z" von Dr. Strehlow. Der Inhalt dieser Bücher schließt die Hildegard-Medizin, von der ich noch berichten werde, mit ein. Es ist ein Zusammenhang gegeben, den man nicht auseinanderdividieren kann.

Meine Frau hatte sich schon nach kurzer Einarbeitungszeit voll auf mehrere Hildegard-Rezepte eingestellt, nach und nach kamen andere hinzu. Das

Erstaunliche: Es war nichts darunter, was mir wegen des fehlenden Magens nicht bekommen wäre. Im Gegenteil, mein Körper verlangte nach solch einer Kost, und dementsprechend war bald eine wohltuende Kräftigung an mir feststellbar. Ich mochte die Hildegard-Kost nicht mehr missen. Einbildung? Doch wohl kaum, denn sonst hätten wir beide, meine Frau und ich, nicht bis zum heutigen Tage durchgehalten.

Es wurde für mich nie eigens gekocht, meine Frau stand viel zu sehr hinter der Ernährung, weil sie sie als schmackhaft, bekömmlich und stärkend empfand. Wenn unsere Kinder und Enkelkinder an unseren Mahlzeiten teilnahmen, hatten sie sich auf unseren Speiseplan einzustellen. Niemandem fiel das nach kurzer Gewöhnungszeit noch schwer. Mit Erstaunen sahen wir, wie gerade die Enkelkinder nach der "Hildegard-Küche" verlangten. Geradezu ein "Renner" wurde das von unserem Frühstückstisch nicht mehr wegzudenkende Habermus. Ich werde einige Rezepte wiedergeben, wie wir sie den Hildegard-Büchern entnommen und angewandt haben. Darunter findet sich auch das soeben erwähnte Habermus.

Bevor ich auf einige an Hildegard angelehnte Rezepte näher eingehe, versetze ich mich zurück in die Zeit der Chemotherapie. Es ist verständlich, daß die Ernährung nach Hildegard nur in den Wochen durchzuführen war, in denen ich zuhause war. Während der Krankenhausaufenthalte mußte ich mich den Möglichkeiten der Krankenhausküche unterordnen. Diese Unterordnung ließ mir aber trotzdem einen großen Spielraum, den ich ausgenutzt habe, ohne der Küche oder dem Küchenpersonal zur Last zu fallen. Ich entschied mich, wenn mich die Übelkeit nicht allzusehr plagte, für Vollkornbrot, viel Gemüse, wenig Fleisch. Kuchen und Kaffee am Nachmittag waren für mich tabu

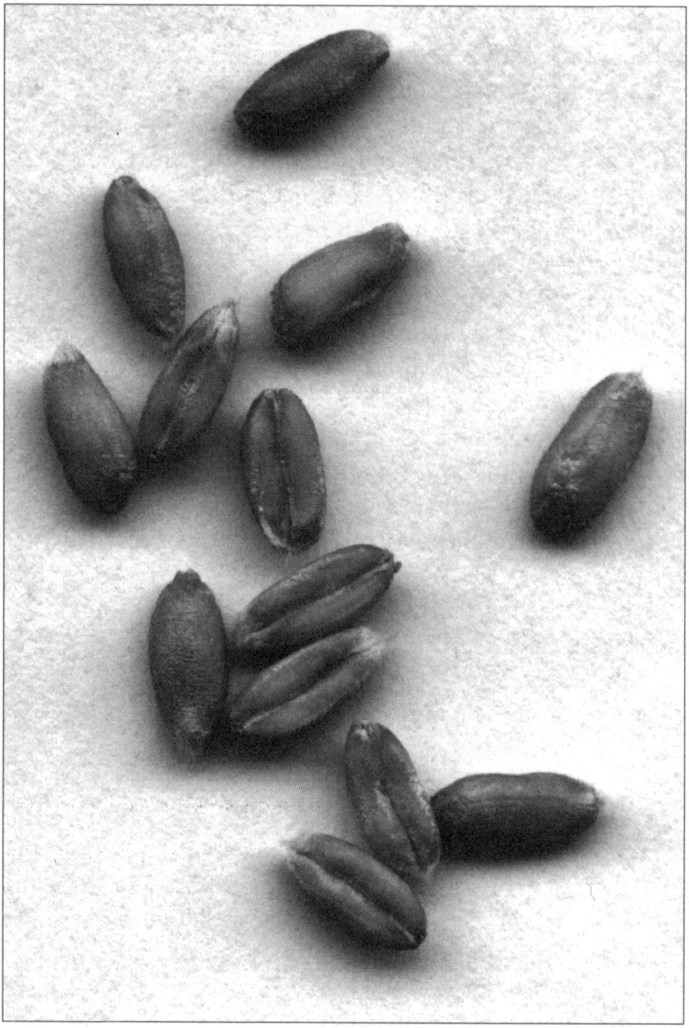

Dinkelkörner.

– aufgrund meiner eigenen Ansicht, nicht weil die Ärzte es so vorschrieben.

Eine Ausnahme habe ich beim schwarzen Tee gemacht. Dies Geständnis wird mir Kritik einbringen, ich muß aber zu meiner Verteidigung sagen, daß der schwarze Tee eine wohltuende und beruhigende Wirkung in meinen angeschlagenen Organen entfaltete. Mancher Durchfall ist durch den Tee zum Stillstand gebracht worden. Den Tee trank ich ungesüßt. Den schwarzen Tee habe ich im Laufe der Zeit durch den grünen Tee abgelöst.

Kaum im eigenen Heim angekommen, ging es nach den Hildegard'schen Regeln wieder voll zur Sache. Sie sind uns immer mehr zu einem Bedürfnis geworden. Gemeinsame Mahlzeiten mit Gästen und Einladungen außer Haus sowie auch Urlaubs- und Reiseunternehmungen laufen verständlicherweise nach anderen Gesetzen ab. Zumindest müssen Kompromisse geschlossen werden, die jeder gern akzeptiert. Unsere Gesundheitswelt stand nie gleich auf dem Kopf, wenn wir von unseren Grundsätzen abweichen mußten und die Gerichte opulenter ausfielen. Anschließend haben wir uns die Hildegard-Kost umsomehr herbeigewünscht. Ich muß mich in der Mehrzahl ausdrücken, weil meine Frau und ich in diesem Punkt voll übereinstimmen.

Aus unserer "Hildegard-Küche" will ich jetzt die angekündigten Rezepte bringen: Jeden Tag, den wir in Bezug auf die Essen-Zubereitung selbst gestalten können, beginnen wir mit unserem geliebten Habermus-Frühstück. Es ist zu einem Ritual geworden. Beim Frühstück fehlt uns sonst einfach ein Bestandteil, der durch nichts zu ersetzen ist. Wer die bekömmliche und wohltuende Wirkung dieser Kraftnahrung erfahren hat, wird kaum wieder davon lassen. Die Schwaben hatten das schon lange erkannt. Dinkel und Habermus sind dort keine Fremdwörter.

Unser Hildegard-Frühstück:

Das Habermus-Rezept nach Dr. Strehlow ist einfach, und die Zutaten sind leicht zu beschaffen, wenn man die Bezugsquellen kennt: Pro Person 2 Tassen Wasser, 1 knappe Tasse Dinkelschrot, 1 kleiner geschnittener Apfel, je 1 Messerspitze Galgant- und Bertram-Pulver, 1 Messerspitze Zimt, 1 Teelöffel süße, gehackte Mandeln, 1 bis 2 Teelöffel Honig. Den Dinkelschrot in das Wasser einrühren und unter Umrühren 5 Minuten vorsichtig aufkochen. Anschließend bei kleiner Hitze etwa 10 Minuten quellen lassen. Dabei den kleingeschnittenen Apfel, Galgant, Bertram und Honig einrühren. Nochmals kurz aufkochen und mit Zimt bestreut servieren.

Nach einem anderen Rezept kommt noch 1 Teelöffel Flohsamen dazu, ferner der Saft einer halben Zitrone. Mandeln und Flohsamen werden auf das fertiggekochte Mus gestreut. Eine halbe Zitrone wird darüber ausgepreßt.

Diabetiker sollen sich das Mus mit gekochten Dinkelkörnern zubereiten und anstelle von Honig einen halben Teelöffel Fruchtzucker verwenden.

Im allgemeinen halten wir uns strikt an die vorgegebenen Rezepte; auf diese Weise ist sicherlich die größte Wirkung zu erzielen. Abweichungen gestehen wir uns hier oder da zu. So verwenden wir anstelle des Apfels meistens eine Banane, und wir geben in den Brei auch noch etwas Edelkastanienmehl, da die Edelkastanie bei der Hl. Hildegard einen hohen Stellenwert hat. Den Honig rührt meine Frau erst nach dem letzten Aufkochen unter.

Für mich selbst füge ich auch noch 1 bis 2 Teelöffel Enzym-Fermentgetreide hinzu. Das Mus bekommt hierdurch einen leicht säuerlichen Geschmack, der mir aber angenehm ist. Auf das Fermentgetreide werde ich an anderer Stelle ebenfalls zu sprechen kommen.

Bei konsequenten Hildegard-Anhängern werden sich angesichts solcher Abweichungen vielleicht die Haare sträuben. Ich empfinde die Abweichungen als noch mehr kräftigend und aufbauend. Da ich mich bemühe, nur wahrheitsgetreu zu berichten, wäre es eine Unterlassungssünde, wenn ich die Rezept-Abweichungen verschweigen würde. Als Empfehlung will ich die Abweichungen nicht verstanden wissen.

Da ich aufgrund des fehlenden Magens häufig am Tag (fünf- bis sechsmal) etwas zu mir nehmen muß, ist ein zweites Frühstück selbstverständlich. In der Anfangszeit (etwa ein bis zwei Jahre) bestand dies aus Dinkelbrot, Dinkelkaffee oder Fencheltee, Quark oder Käse. Wurst-Aufschnitt und Schinken hatten auf unserem Tisch nichts zu suchen. Trotzdem haben wir diese Brotbeläge nicht vermißt, genausowenig wie das Fleisch.

Es ist alles eine Frage der Gewöhnung. Eine eiserne Disziplin mußten wir anfänglich schon aufbringen. “Nie das Ziel aus dem Auge verlieren”, war unser Grundsatz. Erst als wir uns im dritten Jahr nach meiner Erkrankung eines wahrscheinlich dauerhaften Erfolges erfreuen konnten, wurde unser Grundsatz aufgelockert. Wir haben dem Gespür etwas Freiraum gegeben. Die Leitlinie ist geblieben und wird bleiben.

Unsere Mittagsmahlzeit:

Wie die Ausrichtung am Morgen nach Hildegard erfolgt, so setzen wir es am Mittag fort. Vor allem die Dinkel-Quendel-Nudeln haben es uns angetan. Schon nach kurzer Kochzeit können sie auf den Tisch gebracht werden. Die Nudeln, die mittags übrig bleiben, werden für die Abendmahlzeit aufgewärmt. Nudeln sind sehr gefragt bei uns, ohne daß dies zu einer Einseitigkeit führt. Die Auswahl ist reichhaltig, zum Beispiel auch als Gabelspaghetti oder Hörnchen, bevorzugt wird die Vollkornverarbeitung. Die Kartoffeln mißachten wir nicht, sind bei uns jedoch seltener geworden; und wenn sie zum Essen gereicht werden, dann meistens als Pellkartoffeln.

Gekochte und gedünstete Gemüse ergänzen die Mahlzeit, getreu der Hildegard-Ernährungstherapie. Die Auswahl wird sorgfältig getroffen.

Auf Fleisch zu verzichten stellt für uns keine Entbehrung dar. Ein Tag pro Woche ist in der Regel ein Fisch-Tag. Der Abend ist grundsätzlich fleischfrei. Wenn mittags Fleisch in kleinen Mengen angesagt ist, dann möglichst Geflügel, Lamm oder Wild. Da bei Hildegard alles einer göttlichen Ordnung unterliegt, halten wir uns an diese Ordnung und richten uns nicht nach unseren geschmacklichen Gelüsten. Die vielfältigen, geschmacklichen Richtungen stellen sich ganz von selbst ein. Wer's nicht glaubt, soll es ausprobieren. Wenn die Aussage des griechischen Arztes Hippokrates (460 – 377 v. Chr.) "Eure Lebensmittel sollen Eure Heilmittel sein, und Eure Heilmittel sollen Eure Lebensmittel sein", eine Bestätigung erfahren hat, dann durch Hildegard.

Die Rezepte, die ich wiedergebe, sind wirklich nur ein kleiner Auszug aus dem Gesamtwerk; mein Anliegen ist es, das Besondere der Hildegard-Ernährungs-Therapie und den Unterschied zu herkömmlichen Kochbüchern herauszustellen. Auf vielen Feinheiten basiert die Heilwirkung, das zeigt sich allein schon an den vorgeschriebenen Gewürzen, von denen ich vorher noch nie etwas gehört hatte.

Selbst in der Herrichtung eines Salates wird dies deutlich:

1 Kopfsalat
2 Eßlöffel Weinessig
4 Eßlöffel Sonnenblumenöl
2 - 3 Eßlöffel weichgekochte Dinkelkörner
1 Prise Salz
1 Teelöffel Zucker
Gewürze und Kräuter: Bertram, Pfeffer, Petersilie, Ysop, Schnittlauch, gedünstete Zwiebel.

Mit einem kurzen Hinweis möchte ich aus den Gemüsesorten den Fenchel hervorheben, der unseren Speiseplan, je nach Jahreszeit und Angebot, wertvoll ergänzt. Ein vorzüglicher Fleisch-Ersatz waren und sind für uns die Dinkel-Bratlinge, die auch kalt gegessen gut schmecken:

1 Tasse Dinkelschrot
3 Eßlöffel Butter
2 Zwiebeln
2 Eier
1/2 Liter Gemüse- oder Hühnerbrühe
Gewürze und Kräuter: Bertram, Muskat, Galgant, Salz, Majoran, Petersilie, Dill, Knoblauch.

Lieferanten, die sich auf die Hildegard-Nahrung spezialisiert haben, bieten die Bratlinge im Rohzustand, jedoch fertig gemischt, an. Dies als Anmerkung für die unter Zeitmangel Leidenden.

Suppen nehme ich seltener zu mir, um die Verweildauer der Nahrung im Körper zu verlängern. So ist es mir jedenfalls von den Ärzten angeraten worden. Der Empfehlung von Herrn Dr. Strehlow, ab und zu eine Dinkel Grieß-Suppe in den Speiseplan mit aufzunehmen, bin ich jedoch gefolgt.

Aus den bisherigen Schilderungen ist unschwer zu erkennen, welche Bedeutung ich den Hildegard-Therapien in meinem Aufbauprozeß beimesse. Ich lasse mich von der Überzeugung nicht abbringen, daß die Ausrichtung auf Hildegard, wie ich sie vollzogen habe, von nicht zu unterschätzender Wirkung gewesen ist. Ich halte mich durch diese Formulierung bewußt etwas zurück, um den ungeheueren Wert der schulmedizinischen Behandlung nicht abzuschwächen. Die Abwertung von Operation und Chemotherapie wäre der schlechteste Schluß, der aus meinen Aufzeichnungen gezogen werden sollte. Unter diesem Aspekt bitte ich auch die Behandlung mit den Hildegard-Mitteln ("Medikamenten") zu betrachten. Sie war und bleibt für mich eine Ergänzung, durch die ich allerdings wertvolle Erfahrungen sammeln konnte.

Für einen Laien ist es schwierig und problematisch, Anwendungen, die man sich angelesen hat, der Heilung dienend einzuordnen und sinnvoll in die Tat umzusetzen. Dies erkannte ich schnell. Es ist nicht so, daß man in einem Medizin-Buch unter dem Stichwort "Krebs" nachschlagen kann, um ein Medikament herauszufinden. Also konnte mir nur ein Hildegard-Heilkundiger in Bezug auf die Hildegard-Medizin helfen, wie es eben auch bei der Ernährung der Fall war. Die Betreuung durch die Schulmedizin wollte ich zudem nicht zu kurz kommen lassen. Ich mußte in Eigenverantwortung das Kunststück fertigbringen, alle Therapien in Einklang zu bringen. Die schwierigste Zeitspanne war die Dauer der Chemotherapie, denn in dieser Zeit habe ich mit der Einnahme von Hildegard-Mitteln bereits begonnen. Die mir wohlgesonnenen Krankenhausärzte mögen es mir verzeihen, ebenso der Hausarzt, den ich genausowenig informierte.

Ratschläge aus der "Apotheke Gottes":

Die Hildegard-Medikation gestaltete sich wie folgt: Vor dem Frühstück und vor dem Zubettgehen je 20 ml Wasserlinsen-Elixier. Ich ließ mir sechs Flaschen aus einer Konstanzer Apotheke schicken und begann sofort mit der Einnahme.

Wasserlinsen-Elixier soll die Abwehrkräfte des Körpers stärken, so wurde mir gesagt. Das Augenmerk lenke ich wieder auf die Zusammensetzung:

10 g	weißer Pfeffer
5 g	Ingwerwurzel
45 g	Zimtrinde
3 ml	Salbei-Urtinktur
7 ml	Fenchel-Urtinktur
70 ml	abgeschäumter Honig
1 l	Weißwein
20 g	Wasserlinsen
40 g	Blutwurzblätter
40 g	Ackersenf
20 g	Labkraut

Die Einnahme des Medikamentes gehört bis in die jüngste Zeit zu meinen Pflichtübungen, allerdings werden die Zwischenpausen länger.

Von gleicher Wichtigkeit in meiner Hildegard-Apotheke ist das Anguillan(4). Es ist ein homöopathisches Medikament und wird zur Tumoroperation-Nachbehandlung eingesetzt.

Anguillan wurde mir in drei Potenzen verordnet, und zwar: D 6, D 12 und D 30. Begonnen wurde mit der Verdünnung D 6, D 30 kam zuletzt an die Reihe. Anguillan soll in der Lage sein, Krebszellen zu zerstören. Es setzt sich wie folgt zusammen:

6 g	Aalgalle (Anguillae)
2 ml	Weinessig
8 g	Honig
1 g	Ingwerwurzelpulver
2 g	langer Pfeffer
24 mg	Basilikumkrautpulver
3 g	Geierschnabelpulver
4 g	Elfenbeinpulver
1 l	Weißwein

Anguillan war, wie Wasserlinsen-Elixier, mein ständiger Begleiter, die Abstände habe ich auch bei diesem Mittel immer länger werden lassen.

Mein Heilpraktiker verordnete mir noch weitere Arzneien:

Vor dem Essen, und zwar a) und b) im Wechsel (jeweils nach 5 Tagen),

a) 20 ml Pfingstrosen-Elixier
b) 20 ml Pfingstrosen-Elixier, verrührt mit 1 Eidotter, 1 Eßlöffel Dinkelmehl, etwas Wasser, aufkochen.

Das Pfingstrosen-Elixier besteht aus:
200 ml Pfingstrosensaft-Urtinktur
50 ml Stabwurzsaft-Urtinktur
40 g Fünffingerkrautpflanzenbrei
600 ml Weinessig
3 Messerspitzen Galgantpulver
3 Messerspitzen weißer Pfeffer

Pfingstrosen-Elixier soll sich als gute Magenkur bewährt haben. Auch bei fehlendem Magen entfaltet es offenbar seine Wirkung, sonst wäre es mir nicht verordnet worden. Die “Handschrift Hildegards” ist in solchen

Zubereitungen nicht zu übersehen. Sie mögen eigenartig und seltsam anmuten, ich muß auch den letzten Beweis einer heilenden Wirkung schuldig bleiben, mir ist mein errungener Gesundheitszustand Beweis genug. Ich warne trotzdem davor, solche Verordnungen blindlings zu übernehmen. Die fachkundige Untersuchung jedes Kranken in der Art und Weise, wie sie von Hildegard vorgegeben worden ist, gehört an den Anfang gestellt, bevor zum Rezept-Block gegriffen wird. Da alle Arzneien in dem Rahmen einer Ganzheitsbehandlung zu sehen sind, wird die breite Palette der Angriffsziele deutlich.

Ich kann mir vorstellen, daß die Verträglichkeit im Zusammenwirken mit den Medikamenten und Therapien, die von schulmedizinischer Seite kommen, kritisch betrachtet wird. Mein Vertrauen zu allen Medizinern, die mich kuriert haben, war riesengroß. Erst kam immer die gedankliche Auseinandersetzung mit dem, was die Leute für notwendig hielten, sodann stellte ich mich in meiner Mitarbeit ohne bange Fragerei darauf ein. Ich habe es nicht erlebt, daß ich irgendwann mit bösen Überraschungen konfrontiert war. Diese Fakten muß ich klarstellen, bevor mir zu der Fortsetzung der Arznei-Liste vorgehalten wird, ich hätte mich mit unnötigen "Mittelchen" vollgestopft. Mein Körper hat keine Abneigungserscheinungen gezeigt, die Kräftigung war stattdessen an meinem Gesamtbefinden ablesbar. Was wollte ich mehr? Und wenn es manchmal Placebo-Effekte gewesen sein sollten, so stört es mich aus Patientensicht nicht.

Die Vielfalt der Bestandteile der Hildegard-Medikamente wird deutlich geworden sein. Ich führe "meine Medikamente", die bis jetzt noch unerwähnt blieben, unverkürzt auf, wer mehr wissen möchte, kann es in der Fachliteratur nachlesen:

Tannensalbe: Diese war im Bereich des Herzens und des Sonnengeflechtes einzumassieren.

Nieren-Rautensalbe: Ebenfalls durch Massage aufzubringen, und zwar auf die Nierengegend. Dauer 15 Minuten unter Rotlichtbestrahlung. Wer sich genau an die Hildegard-Anweisung halten will, muß die Anwendung vor einem offenen Ulmenholzfeuer vornehmen.

Hirschzungen-Elixier: Einnahme zur Förderung des Leberstoffwechsels.

Wermut-Elixier: Hildegard hat den Wermut als wichtigsten Meister gegen alle Erschöpfungen bezeichnet. Wermut-Elixier wird besonders als Frühjahrskur empfohlen. Ich setze es weiterhin ein.

Fenchel-Galgant- und Fenchel-Tabletten: Es ist besonders auffallend, welche Rolle Fenchel und Galgant in der Hildegard-Heilkunde spielen – wie ich an mir beobachten konnte, nicht zu Unrecht. Wenn die Wirkung der Natur-Medizin sonst oft nur in der Langzeitanwendung sichtbar wird, muß ich bei diesen Tabletten wirklich von einer Schnellwirkung berichten. Mein Körper hatte mit großen Umstellungsproblemen zu kämpfen: Übelkeit und Brechreiz nach jeder Mahlzeit, so daß ich verdauungsfördernde Medikamente nie auslassen durfte. Meine Ärzte, ob die des Krankenhauses oder der Hausarzt, haben mich aus dem schulmedizinischen Repertoire mehr als gut versorgt. Dem Rat meines Heilpraktikers Dr. Strehlow, zusätzlich Fenchel-Galgant-Tabletten einzunehmen, bin ich trotzdem gefolgt. Schon bald merkte ich, daß die Fenchel-Galgant-Tabletten eine außergewöhnliche Wirkung entfalteten.

Was mir oft das Bedürfnis nach Nahrungsaufnahme buchstäblich “vergällte”, war die Absonderung von Galle-Flüssigkeit, nicht selten in der Nacht. Es war viel unangenehmer als das wohl jedem bekannte Sodbrennen. Zwei bis drei Fenchel-Galgant-Tabletten befreiten mich dann innerhalb von 10 bis 15 Minuten von dieser unangenehmen Belästigung.

Wahrscheinlich hat auch das reichliche Trinken von Fencheltee eine Rolle gespielt. Ich war irgendwann in der Lage, mich von allen anderen Medikamenten, die der Nahrungsverarbeitung dienten, zu lösen und mich auf die Fenchel-Galgant-Tabletten zu beschränken, in der Regel eine Tablette zu jeder Mahlzeit.

Seit einiger Zeit nehme ich nur noch die reinen Fenchel-Tabletten ohne Galgant. Galgant wird ohnehin vielseitig in unserer Küche verwendet. Nebenwirkungen und Gewöhnungseffekte bleiben völlig aus, obwohl mir jede Übertreibung in dieser Aussage fern liegt.

9. Der Hildegard-Aderlaß

Den Begriff "Aderlaß" kennt wohl jeder, zumindest vom Hörensagen. Die Bedeutung ist den meisten Menschen aber wohl schon nicht mehr klar, von der fachgerechten Durchführung nach Hildegard ganz zu schweigen. Ich habe den Aderlaß zweimal durchführen lassen und durfte die spürbare Einflußnahme auf mein Befinden erfahren. Gleichzeitig gebe ich zu, daß ich säumig gewesen bin und die Empfehlung meines Heilpraktikers nicht ganz befolgt habe. Mir ist nach meinem Wissensstand durchaus klar, daß ich zweimal pro Jahr an der Reihe gewesen wäre. Die weite Anfahrt und die terminliche Einengung waren Gründe für die Versäumnisse.

Bei Hildegard heißt es: "Wenn bei einem Menschen die Gefäße mit Blut überfüllt sind, müssen sie durch einen Aderlaß von dem schädlichen Schleim und den durch die Verdauung gelieferten Fäulnisstoffen gereinigt werden." Obwohl ich meine Säumigkeit nicht verleugnen kann, zweifle ich an der Wirksamkeit des richtig durchgeführten Aderlasses nicht. Aderlaß ist nicht gleich Aderlaß. Er sollte immer von einem Arzt oder wirklich sachkundigem Heilpraktiker durchgeführt werden.

Ein Aderlaßkapitel in einem Buch von Dr. Strehlow ist wie folgt überschrieben: "Der Aderlaß öffnet die körpereigene (Hormon-)Apotheke". In dem Kapitel selbst werden dann ausführlich die Reizwirkungen beschrieben, die von der Schocksituation ausgehen, in die der menschliche Körper versetzt wird. Jeder, der sich einem Aderlaß unterzieht, sollte um diese Wirkungen wissen, damit sie durch die Psyche, die immer Anteil nimmt, voll entfaltet werden.

Der Aderlaß unterliegt laut Hildegard kosmischen Gesetzen. Diese bestimmen den Zeitpunkt, wann zur Ader gelassen werden darf. Mir war solch ein Zusammenhang nicht bekannt. Ich war erstaunt, zu hören, wie der Mond den Säftehaushalt in der Natur reguliert. In dieses Naturgeschehen ist der Mensch eingebunden. Wer wollte sich da noch wundern, daß sich der Mensch den kosmischen Gesetzen zu unterwerfen hat. Im Menschen steigen und fallen die Säfte mit den Mondphasen. Ich zitiere wörtlich Dr. Strehlow: "Daher wird bei Hildegard der Aderlaß auch bei abnehmendem Mond, d. h. vom Vollmondtag an, durchgeführt."

Der sechste Tag ist der letzte Tag für einen Aderlaß. Zu beachten ist nicht nur die Auswahl des Zeitpunktes, das richtige Verhalten vor und nach dem Eingriff ist nicht weniger von Bedeutung. Entsprechende Verhaltensmaßregeln sollte jeder Patient vorher bekommen, damit er sich darauf vorbereiten kann. Und noch etwas muß ich aus meinen Aderlaß-Behandlungen berichten, was mich in Erstaunen versetzt hat: Die richtige Vene entscheidet über den Wirkungsgrad der Indikation. Ich wurde jeweils an der Lebervene zur Ader gelassen, also an jener Vene, die der Leber zugeordnet ist.

Sobald die Vene wie bei einer Blutentnahme mit der Nadel angestochen worden war und das Blut in die Spritze zu fließen begann, hatte es eine auffallend dunkle Farbe. Man erklärte mir, daß der Farbton auf, wie Hildegard sich ausdrückt, "verderbliche und krankheitsbringende Säfte" zurückzuführen sei. Nachdem der Farbton in ein helleres Rot überging, wurde der

Aderlaß-Vorgang beendet. Der Wechsel des Farbtones war für mich, den Laien, klar erkennbar.

Mit größter Konzentration und aufmerksamem Interesse habe ich den Hergang in mein Bewußtsein, und damit auch in mein Unterbewußtsein, aufgenommen. Er mußte auf dieser Ebene unausbleiblich weiterwirken. Ich kann nicht davon lassen, Geist und Seele in alle Therapien mit einzuschalten. An vielen Stellen meines Berichtes ist dieses Bekenntnis zu entdecken.

Praktisch als “Beigabe” erhielt ich etwa zwei Wochen nach dem Aderlaß einen Untersuchungsbefund des entnommenen Blutes. Dieser Befund wurde durch das Ergebnis einer Harnuntersuchung abgerundet. Ich war beeindruckt von dem, was die Aderlaß-Analyse nach Hildegard zutage fördert. Beunruhigende Werte ergaben sich bei mir nicht. Es war eigentlich eine Bestätigung der hausärztlichen Untersuchungen, die ich ohnehin nicht angezweifelt hatte. Einen beruhigenden Effekt hatte die Übereinstimmung trotzdem, weil ich jede Untersuchung mittels medizinischer Instrumente, zum Beispiel die Gastroskopie, seit Beendigung der Chemotherapie strikt ablehnte.

Aus der Aderlaß-Analyse können sich weitere medikamentöse Maßnahmen oder auch die Ernährungsempfehlungen ableiten.

Ich habe mir vorgenommen, den Aderlaß nach Hildegard in regelmäßigen Zeitabständen durchführen zu lassen.

10. Die Hildegard-Edelstein-Medizin

Bevor ich die Hl. Hildegard mit meinen gesammelten Erfahrungen verlasse, möchte ich ihre Edelstein-Medizin zumindest streifen. Es soll nicht der Eindruck entstehen, daß ich diesen Bereich beiseite schieben will. Er hat einen hohen Stellenwert bei Hildegard. Ich habe mich selbst aber zu wenig mit der Edelstein-Heilwirkung auseinandergesetzt.

Den Zugang zur Verwendung der Edelsteine in der Heilkunst habe ich noch nicht ganz gefunden, “der Funke ist noch nicht voll übergesprungen”, das schafft bei mir Probleme. Vermutlich las ich zuviel zweifelhafte Literatur über diesen Verwendungsbereich der Steine. Andererseits stand meine Krebsbehandlung mit Edelsteinen auch nicht in einer der vorderen “Kampflinien”.

Einen Goldtopas habe ich zwar einige Male angewandt, jedoch versuchsweise zur Beseitung von Sehstörungen, die seit der Chemotherapie aufgetreten waren. Die Ursache konnte niemand ergründen. Die Behandlung mit dem Goldtopas lief wie folgt ab: Er mußte über drei Tage und drei Nächte in ein Likörglas Wein gelegt werden. In den fünf darauf folgenden Tagen mußte ich mit dem feuchten Stein mehrmals am Tag die Augenlider bestreichen.

Im Laufe der Jahre sind die Störungen mehr und mehr zurückgegangen. Ich will nicht behaupten, daß dies nur auf die Topas-Behandlung zurückzuführen ist. Die Besserung kann genauso auf einem anderen Weg herbeigeführt worden sein. Ich schließe eine Beeinflussung über die Psyche nicht aus, zumal dann nicht, wenn es sich um migräneähnliche Erscheinungen gehandelt hat oder handelt; Einfluß konnte auch durch meine Ernährungs- und Lebensweise genommen werden. Die Abgrenzungen sind, wie so oft, nicht auszumachen.

Die Edelstein-Medizin stelle ich deshalb nicht grundsätzlich in Frage. Ich hoffe, mich eines Tages genügend mit diesem Thema befaßt zu haben, um mitreden zu können. Mir ist klar: Wer auf die Wirksamkeit der Hildegard-Medizin vertraut, kann den Teilbereich "Edelsteine" nicht ausklammern. Ich zitiere Herrn Dr. Strehlow aus seinem Buch: "Hildegard-Heilkunde von A – Z": "Die Hildegard-Edelstein-Medizin ist eine ganz einzigartige Therapie, die in der Lage ist, alle vier Bereiche der Hildegardischen Ganzheitsmedizin zu beeinflussen – den göttlichen (religiösen), kosmischen, körperlichen und seelischen Bereich – und in allen vier Bereichen Heilungsprozesse auszulösen. Denn die Edelsteine können aufgrund ihrer Doppelnatur von Materie und Energie tiefer als viele Pillen, Salben und Elixiere wirken."

Ich nehme das so hin und unterstelle die Richtigkeit, ohne mich der Meinung eines Gesprächspartners anzuschließen, auf den ich vor einigen Monaten zufällig traf. Dieser behauptete mit Nachdruck, daß er um Fälle wisse, in denen Krebs mit Edelsteinen erfolgreich behandelt worden sei. Ich stehe solchen Aussagen sehr skeptisch gegenüber.

Abschlußbemerkung zu den Hildegard-Therapien:

Ich habe die Hildegard-Heilkunde tief auf mich wirken lassen. Mir genügt es, wenn ich selbst vom Erfolg überzeugt bin. Freuen würde es mich allerdings schon, wenn die medizinische Wissenschaft die Wirksamkeit in absehbarer Zeit voll untermauern würde.

11. Der Anstoß aus der anthroposophischen Richtung

Warum habe ich mich überhaupt noch mit anderen Heilverfahren beschäftigt, da ich doch so überzeugt bin? Der Hauptgrund liegt allein schon darin, daß ich mich mit der gefährlichen Krebskrankheit auseinandersetzen mußte. Als ich damit anfing, wußte ich noch viel weniger als heute. Es dauert eine Weile, bis man gangbare Wege oder Leute, die einem diese Wege zeigen, gefunden hat. Ich verhalte mich auch von Natur aus nicht so schmalspurig, daß ich nicht alles mit in Betracht ziehe, was mir weiterhelfen kann.

Die Überschrift habe ich gewählt, weil zumindest die Mistel-Erforschung nach meinem Wissen ein Verdienst der Anthroposophen ist. Ich bin durch meine Beschäftigung mit der Anthroposophie und den Lehren Rudolf Steiners auf deren Heilkunde gestoßen. In der Erinnerung kam ich obendrein von einem Krankheitsfall nicht los, mit dem ich noch in der Zeit meines Berufslebens in Berührung kam. Der Fall war mir sehr zu Herzen gegangen, weil es sich um die an Krebs erkrankte Gattin eines Geschäftsfreundes handelte. Alles, was nur menschenmöglich war, wurde unternommen, um die Frau vor dem Tode zu retten. Die Heilkunde der Anthroposophen war gewissermaßen der letzte Rettungsanker, der ausgeworfen wurde, der aber leider nur zu einer kleinen Lebensverlängerung beitrug. Das tragische Ende war nicht aufzuhalten.

Ich bin nicht sicher, ob ich nicht durch eine Vorahnung gedrängt wurde, den anthroposophischen

Hoffnungsschimmer im Hinblick auf mein eigenes Schicksal als kleine Flamme in meiner Seele brennen zu lassen.

Eines Nachmittags, als mich die Chemotherapie mal wieder an das Krankenbett fesselte, wurde im Fernsehen ein Bericht gebracht, der sich mit Erfolgen befaßte, die eine anthroposophisch geführte Klinik für Naturheilverfahren in der Nähe von St. Gallen in der Schweiz erzielt hatte. Normalerweise nahm ich zu solchen Zeitpunkten in meinem Dämmerzustand infolge der dämpfenden Medikamente den Inhalt von Fernsehsendungen kaum auf. Als in dieser Sendung jedoch von der Krebsbekämpfung die Rede war, stellten sich alle Lebensgeister blitzschnell ein und schalteten auf Empfang.

Ich hörte von der erfolgversprechenden Anwendung der Mistel in der Krebstherapie. Der Aufbau der Mistelzellen wurde beschrieben und die Ähnlichkeit, die sich im Vergleich mit Tumorzellen zeigte. Es wurde weiter in sehr interessanter Form berichtet, wie der Klinikgarten zur Erzeugung bzw. Ansiedlung von Misteln hergerichtet worden war, welche Baumarten sich besonders als "Wirtsbaum" eignen, und wie sich dies wiederum in dem später gewonnenen Medikament niederschlägt. Patienten kamen zu Wort und konnten ihre Meinung äußern. Sie machten einen glücklichen Eindruck, obwohl sie erklärten, es sei ihnen bewußt, daß auch in dieser Klinik keine Wunder vollbracht würden. Die ganze Sendung hatte einen sehr objektiven Charakter.

Für mich war dies eine Inspiration, die mich vollkommen gefangennahm. Vorübergehend vergaß ich meinen Zustand. Die Richtung, die in diesem Fernsehbericht aufgezeigt wurde, mußte ich verfolgen, egal, was dabei herauskommen würde. Im Geiste sah ich mich bereits auf einer Reise in die Schweiz, um mich vor Ort zu informieren. Irgendwie war der Bericht das “Packende” für mich, welches mir den Anschluß an mein früheres Befassen mit den Anthroposophen wieder vermittelte.

Welcher Kritik Rudolf Steiner und damit die Anthroposophen ausgesetzt sind, erfuhr ich erst viel später. Die kritische Betrachtung bezieht sich aber wohl weniger auf die Heilkunde, als auf die philosophischen Ansichten, sofern die Lehren Steiners denn überhaupt als Philosophie zu bezeichnen sind. In stillen Stunden des Nachdenken befasse ich mich mit der Frage, ob ich damals so unbefangen an die anthroposophische Heilkunde herangegangen wäre, wenn mir die sachliche Auseinandersetzung mit dem Thema durch andere bekannt gewesen wäre.

Ich komme noch einmal auf Max Thürkauf zurück. In “Lebenskräfte zum Heil der Menschen” ordnet er Rudolf Steiner unter die Gnostiker ein. Es gibt nach Thürkauf folgende Unterscheidung zwischen Gnostik und Mystik: “Die heilige Hildegard war eine Mystikerin, der erwähnte Rudolf Steiner aber war – wie viele Sektengründer – Gnostiker. Beide, Mystiker und Gnostiker, haben die Gabe, ins Jenseits schauen zu können, also von der geistigen Welt in besonderer Weise inspiriert zu werden. Da das Jenseits ein Oben und ein Unten hat, ist es entscheidend zu wissen, woher die Inspiration kommt: von Gott und seinen Heerscharen oder vom Satan und seinen Legionen, von oben oder von unten.” Ich kann nicht in Abrede stellen, daß mir, einem Katholiken, eine Differenzierung dieser Art unter die Haut geht. Trotzdem, wer greift nicht nach jedem Strohhalm, um in einer Notsituation Halt zu finden? Trotz eines Unbehagens muß ich dabei bleiben: Der Anstoß durch die Anthroposophen für mich von großer Bedeutung!

Die Wirklichkeit holte mich nach der Fernsehsendung schnell wieder ein. Geduld war gefordert, bis ich Pläne, die sich vor meinem geistigen Auge abzeichneten, in die Tat umsetzen konnte. Diese vorübergehende Handlungsunfähigkeit hatte aber auch eine gute Seite: Ich konnte meine Vorstellungen in Ruhe überdenken und auch mit den Ärzten mal darüber reden. Vor übereilten Schritten wurde ich bewahrt. Von Stunde an streckte ich meine Fühler aus, um an weitere Informationen heranzukommen.

Ein glücklicher Zufall (oder war es eine der Fügungen, die mir begegneten?) brachte mich auf eine Spur, deren Verfolgung sich nach meinem Dafürhalten lohnte. Eine meiner Töchter brachte mich mit einem Ehepaar in Verbindung. Die Frau war schwer an Krebs erkrankt. Sie beabsichtigte, sich in eine Klinik für biologische Onkologie zu begeben. Die Kontaktaufnahme war bereits erfolgt. Auf meine Bitte hin durfte ich mir die Anschrift notieren. Es handelte sich um die Klinik für biologische Onkologie in 79877 Friedenweiler bei Neustadt am Titisee. Es ist unschwer zu erraten, daß mit dieser Mitteilung in mir bereits eine Automatik in Gang gesetzt war. Die Schwierigkeit, die ich sah, lag eigentlich nur noch in der Wahl des Zeitpunktes für eine Besichtigung.

Noch in einem der letzten Intervalle zwischen zwei Zytostatika-Behandlungen ließ ich mich von meiner Frau nach Friedenweiler fahren, um mir ein Bild vom Klinikgeschehen zu machen. Aus heutiger Sicht ist es mir unverständlich, wie ich trotz meiner körperlichen Verfassung eine solche Energie aufbringen konnte.

In Friedenweiler erfuhren wir, daß die anthroposophische Richtung zwar als Grundstein in die biologische Krebsbehandlung eingebaut worden sei, daß man in den Therapien aber schon weit darüber hinausgehen würde.

Was an Therapien in Frage komme, würde in jedem Einzelfall nach gründlicher Untersuchung festgelegt. Die Klinik, die menschliche Wärme, die sie ausstrahlte, und natürlich auch die herrliche Umgebung gefielen uns auf Anhieb. Mit fester Entschlossenheit, diese Klinik für eine Behandlung aufzusuchen, traten wir die Heimreise an.

Zuhause angekommen, besprach ich unser Vorhaben mit den mich derzeit behandelnden Ärzten, den Hausarzt eingeschlossen. Ich konnte jetzt nicht mehr im Alleingang vorpirschen, wie es bei der Hildegard-Medizin möglich war. Für die Einweisung brauchte ich ärztliche Unterstützung. Die Reaktionen waren unterschiedlich, aus medizinischer Sicht durchaus verständlich. Auf einhellige Ablehnung stieß ich, Gott sei Dank, nicht. Vor allem mein Hausarzt gab mir mal wieder die mitfühlende Unterstützung, die ich mir wünschte. Der Rückblick auf diesen Entscheidungsprozeß zeigt mir eindeutig, daß der Aufenthalt in Friedenweiler eine bedeutsame Stufe der Gesundungstreppe war.

Ich wäre zumindest nach der letzten Chemotherapie einem Vakuum ausgesetzt gewesen, was meine Psyche nur schlecht verdaut hätte. Ich kann nicht wissen, wie es um mich stehen würde, wenn ich in Friedenweiler nicht gewesen wäre. Die Ergebnisse der an mir vorgenommenen Therapien bleiben unbeweisbar, zumindest, was den Körper angeht. Meine Psyche ist mit Sicherheit aufgebaut worden. Insofern muß ich der Klinik dankbar sein, ohne den Dank schmälern zu wollen, der den Ärzten der Schulmedizin in gebührender Weise zusteht, oder auch dem Heilpraktiker, der mich bestens betreut hat.

12. Die Behandlung in Friedenweiler

Von Anfang Februar bis Mitte März 1991 hielt ich mich mit meiner Frau in Friedenweiler auf, und zwar genau fünf Wochen. Für uns beide war es selbstverständlich, daß wir den Klinikaufenthalt gemeinsam durchlebten. So war ich mit meinen Sorgen und Ängsten nie allein, und es bestand auch nicht die Gefahr für mich, von einer Gruppe "vereinnahmt" zu werden. Nachmittags, wenn keine Behandlungen anstanden, konnten wir die Erlebnisse des Vormittags zu zweit verarbeiten. Oft haben wir uns weit aus dem Klinikbereich entfernt, um den Kontakt zu einem normalen Leben nicht abreißen zu lassen. Die herrliche Winterlandschaft gab zudem Veranlassung, uns an der Natur und an körperlicher Bewegung zu erfreuen.

In der ersten, gründlichen Untersuchung wurde versucht, ein möglichst genaues Bild von meinem Zustand zu bekommen. Die Blutwerte waren hier von Bedeutung und, was mir besonders auffiel, war die Bestimmung der Spurenelemente. Die Verabreichung fehlender Stoffe floß in die Medikamenten-Verabreichung mit ein: z. B. Kupfer, Zink und Selen.

Von den Krankenhaus-Ärzten und auch von meinem Hausarzt war vorher schon immer darauf hingewiesen worden, wie wichtig es sei, den Körper ausreichend mit Vitaminen zu versorgen. Dies geschah in Friedenweiler. Aus der Nahrung kann bei fehlendem Magen nicht alles, was für die Gesundheit notwendig ist, herausgeholt werden, zum Beispiel Vitamin B 12. Außer einem Multi-

Vitaminpräparat, welches ich injiziert bekam, mußte ich eine Emulsion mit den Vitaminen A und E zu mir nehmen. Zwingend vorgeschrieben war die tägliche Einnahme einer Messerspitze Vitamin C-Pulver.

An jedem zweiten Tag bekam ich wechselweise Mistel- und Thymus-Injektionen. Mein Hausarzt hat nach meiner Rückkehr aus der Klinik die Mistelbehandlung in Form von Spritzen fortgesetzt. Bei Thymus dagegen erfolgte eine Umstellung auf Tabletten. Mistel und Thymus waren offensichtlich wichtige Faktoren im Behandlungsablauf.

Ich will nicht die vollständige Medikation beschreiben, der ich mich zu unterziehen hatte, aber einige Beispiele will ich dennoch aufführen, um das Bild etwas abzurunden und die vielfältigen Möglichkeiten bekannter zu machen: In größeren Abständen wurde intramuskulär das Medikament "Factor AF 2" gegeben. Es handelt sich um ein Organextrakt aus Milz und Leber neugeborener Kälber. Angeblich aktiviert Factor AF 2 das Bindegewebe und steigert damit die Abwehrkräfte des Körpers. Die Forschung steht noch in den Anfängen. Außerdem habe ich die unregelmäßig vorgenommenen Folsäureinjektionen für unbedingt notwendig angesehen.

In meinem Tagebuch aus der Klinikzeit sind noch verzeichnet: Eucalisan, Influex, Resistocell; verdauungsfördernde Mittel waren selbstverständlich. Ich habe diese Mittel nicht genannt, um zur Selbstversorgung aufzufordern: Die Verordnung gehört in die Hand des Arztes.

Änderungen und Ergänzungen erfolgten meist dann, wenn alle Ergebnisse der letzten Untersuchung vorlagen. Nie hatte ich das Gefühl, nur "das Versuchskaninchen" spielen zu müssen.

Die Ernährungstherapie nach Hildegard mußte für die Dauer des Klinikaufenthaltes unterbleiben. Ich betone jedoch, daß die Klinik eine zweckentsprechende Ernährung in die Behandlung mit eingebracht hat, sehr zum Leidwesen vieler Patienten, die diese Kost verschmähten und sich stattdessen in den umliegenden Gasthäusern mit Koteletts, Schnitzeln und anderen Fleischzubereitungen versorgten. Fleisch war nämlich in unserem Speiseplan so gut wie nicht verzeichnet.

Zu den Seltenheiten gehörte auch der Fleischaufschnitt. Einmal pro Woche stand Fisch auf dem Programm. Reis gab es meist als Vollkornreis, Kartoffeln als Pellkartoffeln. Das Gemüseangebot war mehr als reichhaltig. Obst wurde immer mit gereicht. Auf dem Frühstückstisch fehlte das Vollkornbrot nicht. Weiße Brötchen gab es auch. Zum Erstaunen unserer Tischnachbarn haben meine Frau und ich das Vollkornbrot vorgezogen. Ich will mich nicht hervortun, aber ich kann es nicht begreifen, wie Schwerkranke nicht erkennen wollen, wie bedeutsam eine richtige Ernährung ist. Die Ärzte können sich noch so viel Mühe geben, viele Menschen ignorieren die Aufklärung einfach. Käse, Quark und Honig als Brotbelag sind über einen längeren Zeitraum zwar etwas eintönig, aber ich habe mich damit nicht nur in Friedenweiler zufrieden gegeben, sondern auch noch lange darüberhinaus.

An Motivation hat es mir nie gemangelt, und wenn sich in mir ab und an etwas zu sträuben begann, dann habe ich meinen Verstand und meine Vernunft eingeschaltet, oder meine Frau verpaßte mir einen Rippenstoß. Sie durfte sich selbst gegenüber etwas großzügiger sein, denn ich war ja der Kranke, der sich wieder auf die Beine bringen mußte. Wenn sie sich am Nachmittag zu einer Tasse Kaffee ein Stückchen Kuchen gönnte, war es für mich selbstverständlich, das Süße zu meiden und stattdessen zum Käsebrot zu greifen.

Der Punkt "Getränke" soll in diesem Zusammenhang erwähnt werden: Wer wollte, konnte zum Frühstück Bohnenkaffee oder schwarzen Tee trinken. Es standen aber auch immer reichlich Früchtetees sowie Kräutertees wie Fenchel, Pfefferminze und Kamille zur Verfügung. Durch die Auswahl wurde die Eigenverantwortung des Patienten gefordert. Ich habe bereits angedeutet, daß hiermit keine unangenehme Belastung verbunden sein muß, wenn man das eigene Ziel, nämlich gesund zu werden, konstant vor Augen hat. Man kann sogar eine Freude bereitende Herausforderung in der Selbstdisziplin sehen. Wer dagegen die ganze Ernährungstherapie für baren Unsinn hält, der vertut eine große Chance der Selbsthilfe. Es genügt nicht, Dinge zu meiden, die Unpäßlichkeiten oder schlimmere Auswirkungen hervorrufen.

An der Aufklärung durch Ärzte und Ernährungsberater hat es in Friedenweiler nicht gelegen, wenn von der Nahrung als Heilmittel oft zu wenig Gebrauch gemacht wurde, und am breit gefächerten Angebot schon gar nicht. Vorträge wurden jede Woche gehalten, und wer wollte, konnte sich in anschließenden Diskussionen oder in persönlichen Gesprächen – ganz auf die eigenen Bedürfnisse zugeschnitten – informieren.

Ich hatte zum Beispiel Schwierigkeiten, mein Gewicht etwas nach oben zu bringen. An der Menge des Essens lag dies nicht; verantwortlich war der nicht mehr vorhandene Magen, weil die Nahrung nicht voll ausgewertet wurde. Der leitende Professor empfahl mir ein altes Hausmittel aus Großmutters Küche: Kalbsknochen fünf Stunden lang auskochen und eine schmackhafte Suppe daraus zubereiten. Meine Frau hat diese Empfehlung zuhause über einen gewissen Zeitraum in die Tat umgesetzt, und siehe da, bald nahm ich um ca. zwei Kilogramm zu. Es war eine ideale Vervollständigung meiner Ernährungstherapie nach Hildegard. Wie groß nun der Erfolgsanteil aus der einen oder aus der anderen Richtung gewesen ist, lasse ich wieder als Fragezeichen im Raum stehen. Für mich zählte immer wieder das erreichte Ziel.

Wenn ich die Ernährungsweise in der Klinik Friedenweiler in einem Satz beschreiben soll, so kann dieser nur lauten: Vollwerternährung im wahrsten Sinne der Bedeutung. Nicht in kritischer Absicht füge ich hinzu: Ein Optimum würde nach meinen Erfahrungen erreicht, wenn der Speiseplan ein bißchen nach Hildegard von Bingen ausgerichtet würde. Allgemein muß ich lobend feststellen, wie sehr man heutzutage in vielen Kliniken bemüht ist, der Ernährungslehre nach neuesten Erkenntnissen Rechnung zu tragen. Ich erwähne das besonders im Hinblick auf die Kurkliniken, die ich nach Friedenweiler noch aufsuchte.

13. Die Sauerstofftherapie

In meinem Rückblick ist die Sauerstofftherapie eng mit Friedenweiler verbunden. Ich habe auch diese Therapie schätzen und lieben gelernt. Sie war ein Erfordernis für eine intensive Versorgung des Blutes mit Sauerstoff und der Grundstock für ein Körpertraining bis an die Grenzen der Leistungsfähigkeit.

Als mir die Inhalation reinen, medizinischen Sauerstoffs angeraten wurde, habe ich sofort mit Begeisterung zugestimmt. Die Begeisterung war eine Folge meiner beruflichen Verknüpfung mit technischen Gasen, zu denen auch der Sauerstoff zählt. Mein Wissen beschränkte sich nicht nur auf die Luft, die der Mensch zum Atmen braucht, sondern unter anderem auch auf die wichtigsten Bestandteile des zum Leben notwendigen Gasgemisches. An der Erdoberfläche hat die Luft einen Sauerstoffanteil von 20,8 Prozent. In der Zeit meiner Berufstätigkeit gehörte es zu meinem Aufgabenbereich, Ventile und Geräte für reinen Sauerstoff zu verkaufen. Die Arbeit brachte es mit sich, daß ich an vielen Fachgesprächen teilnahm und Einblick in die praktische Anwendung erhielt.

Oft hörte ich von der Sauerstoff-Mehrschritt-Therapie, deren geistiger Vater Prof. Manfred von Ardenne aus Dresden ist. Vor meiner Erkrankung hätte ich nicht geahnt, daß ich selbst einmal zum Kreis derer gehören würde, die sich dem medizinisch reinen Sauerstoff zur Inhalation aussetzen sollten. Es war aufgrund der gegebenen Voraussetzungen leicht für mich, mir den Sauerstoff als Rettungsring vorzustellen, auch wenn ich zuvor nur in der Theorie über die Bedeutung diskutiert hatte. Meine Versorgung auf der Intensivstation lasse ich außen vor, weil ich sie nicht bewußt wahrgenommen habe. Aus der Notfallbehandlung wurde jetzt ein Einsatz gegen den Krebs. Über meine Gedankengänge vor dem Jahr 1990 ging das weit hinaus. Es sei wie es sei, ich hatte das große Glück im Unglück, in meiner "Reiseapotheke" die richtige Einstellung zur Behandlung mit medizinischem Sauerstoff vorzufinden.

Schon am zweiten oder dritten Tag des Klinikaufenthaltes wurde mit der Sauerstofftherapie begonnen. Als Belastungshilfsmittel diente ein Ergometer. Die Belastung betrug zu Anfang 20 Watt, Dauer 10 Minuten, Durchflußmenge 12 bis 13 Liter pro Minute. In Abständen von einigen Tagen wurden die Meßzahlen langsam angehoben, wobei auf das Tagesbefinden Rücksicht genommen wurde. Ich muß zugeben, es war anstrengend, manchmal war mir sogar recht flau, und ich verspürte Schwindelgefühle. Mein eiserner Wille und der Glaube an die Wirksamkeit halfen mir, über die Begleiterscheinungen hinwegzukommen.

Wieder kam der gewisse Punkt, an dem ich spürte, daß es mit mir aufwärts ging, der auch meine Stimmungslage positiv beeinflußte, damit Energieströme, wie in einer Kettenreaktion, freigesetzt werden konnten.

Nach der Rückkehr aus der Klinik halfen mir erneut glückliche Umstände, auf die ich ja so häufig stieß, die Sauerstofftherapie fortsetzen zu können. Ein befreundeter Gase-Unternehmer, mit dem ich viele Jahre in Kontakt stand und der Sauerstoff in seinem Lieferprogramm führt, stellte mir medizinisch reinen Sauerstoff zur Verfügung, so daß ich mit einem vorhandenen Heimtrainer-Rad ohne Unterbrechung weitermachen konnte. Von meiner alten Firma bekam ich die notwendigen medizinischen Gerätschaften. Tag für Tag und unermüdlich ließ ich die Inhalation auf mich wirken. Die Anwendungen brach ich erst ab, als ich das Gefühl hatte, daß eine ausgiebige Bewegung in frischer Luft ausreichend für mich wäre.

Schon in Friedenweiler nutzten meine Frau und ich jede freie Stunde, um uns im Freien an der frischen Luft kräftig zu bewegen. Mein Unwohlsein war anfänglich ein häufiger Wanderbegleiter. Wir blieben, wenn es erforderlich war, stehen oder setzten uns kurz auf eine Bank. Von Woche zu Woche ging es mir besser. Mit dieser Besserung wurde aus dem Spazierengehen ein Wandern und aus dem Wandern ein Besteigen der umliegenden Berge. Mein Körper wurde kräftiger und kräftiger. Wenn zunächst die Geh- oder Wanderzeit ein bis zwei Stunden betrug, so waren es zu Ende des Klinikaufenthaltes ohne Probleme vier bis fünf Stünden pro Tag.

Mit den Ärzten habe ich unsere Freizeitaktivitäten nicht besprochen, sie sollten mich durch ihre Bedenken nicht einengen. Diese Gefahr wäre zumindest solange gegeben gewesen, wie Erscheinungen von Unwohlsein bei mir auftraten. Meiner Frau kann ich nicht genug dankbar sein. Angst hat sie mit Bestimmtheit um mich gehabt, aber sie hat sich diese Angst und Sorge in keiner Weise anmerken lassen. Für sie selbst war andererseits eine gute Erholung mit unserem gemeinsamen Körpertraining verbunden. In einer gut funktionierenden Partnerschaft geht die Krankheit eines Partners am anderen Partner nie spurlos vorüber. Meine Frau mußte sich daher ebenso wieder aufbauen, und das war in der herrlichen Winterlandschaft des Schwarzwaldes hervorragend möglich. Der Winter bescherte uns damals viel Schnee. Zur Abwechslung konnten wir an manchen Tagen die Wanderstiefel mit Langlaufskiern tauschen. Ein Märchen? Nein, es war eine Realität von Lust und aufbauender, Vergnügen bereitender Arbeit an Leib und Seele. Ein Traum, dem ich mich noch bei der ersten Besichtigung der Klinik hingegeben hatte, war in relativ kurzer Zeit Wirklichkeit geworden. Wer so etwas erlebt, dem fällt es nicht schwer, das Körpertraining zu einer Dauereinrichtung zu machen.

14. Kuren

Es war für mich durchaus sinnvoll, die auf Anraten meines Hausarztes in bestimmten Zeitabständen möglichen Kuren in Anspruch zu nehmen. Von Friedenweiler abgesehen – dies galt als Klinikaufenthalt – bin ich zweimal in den Genuß solcher Heilmaßnahmen gekommen. Auf meine Bitte hin begleitete mich meine Frau in beiden Fällen.

Wunder habe ich von den Kuren nicht erwartet, und auch mein Hausarzt klärte mich in diesem Sinne vorher auf, um Enttäuschungen bei mir nicht aufkommen zu lassen. Andererseits war er aber der Meinung, daß die Kurhäuser einige Voraussetzungen bieten können, die es gestatten, Heilmaßnahmen optimal zu gestalten, mehr, als es die Gegebenheiten zuhause zulassen. Daß in Kurkliniken auch gebündelte Erfahrungen vorhanden sind, die sich auf Fachbereiche konzentrieren, kommt dem Patienten zugute.

Ich habe die andere Umgebung, die Luftveränderung, die Loslösung vom täglichen Umfeld allein schon als sehr wohltuend empfunden. Die allgemein üblichen Anwendungen wie Bäder, Massagen, Gymnastik u.s.w. lieferten einen weiteren Beitrag, damit ein Zustand des Wohlbefindens erzeugt wurde, weil Verspannungen, Gliederschmerzen oder andere unangenehme Erscheinungen verschwanden. Mein Nervensystem beruhigte sich schon nach kurzer Zeit auffallend. Am guten Schlaf war es erkennbar. Es waren für mich positive Zeichen, aber meine Kurziele steckte ich höher ab.

Sobald ich mich mit dem Klinikleben vertraut gemacht hatte, streckte ich meine Fühler nach bisher noch Unbekanntem aus, um meine Wissenslücken zu füllen. Sensationen konnte ich nicht erwarten, Kleinigkeiten dagegen addieren sich oft auch zu einer stattlichen Größenordnung. Die Psychotherapeuten hatte ich besonders im Visier; bei denen fand ich interessante Ansatzpunkte und Denkmodelle zur Beeinflussung meiner Psyche. Dieses Gebiet erschien mir unerschöpflich. Der eine Therapeut setzte die Akzente hier, der andere dort; sobald ich einen Leitfaden erwischt hatte, folgte ich diesem, bis er sich in meiner Vorstellungswelt verlor. Und jedesmal war ich ein Stück weiter vorangekommen. Ich war angetan davon, welchen Stellenwert man der Seele und dem Glauben gab, welche Gedankenbrücken man zu bauen verstand, um an die geistigen Krafttresore zu gelangen.

Einer meiner Therapeuten stellte die Übungen unter folgenden Leitsatz: "Wenn Sie Ihren Glauben aus einer Religionsgemeinschaft beziehen können, nutzen Sie diese Chance, gehören Sie einer Religionsgemeinschaft nicht an, glauben Sie wenigstens an sich selbst!" Ich teilte seine Meinung mit einer Einschränkung für mich: Für einen stabilen Halt wäre mir das Letztere zu wenig gewesen.

Von einem anderen Therapeuten bekam ich sehr wertvolle Literaturhinweise, und er ging sogar soweit, mich während des Klinikaufenthaltes seine eigene Fachliteratur lesen zu lassen. Auch empfahl er mir Bücher, die ich mir später beschaffen konnte, und die mir sonst verborgen geblieben wären. Das war für mich eine über den Patientenstatus hinausgehende Aufwertung, die ich hoch einschätzte und die mir eine Menge an Wissen vermittelt hat.

Noch eine überraschende Erkenntnis habe ich auf

diese Weise gemacht: Die amerikanischen Seelenforscher scheinen den europäischen weit voraus zu sein, denn, was ich in die Hände bekam, war zum größten Teil amerikanischen Ursprungs oder es entstammte den fernöstlichen Religionen. Die Frage drängt sich mir auf, ob wir im christlichen Abendland die Entwicklung verschlafen haben oder einfach zu "pillengläubig" geworden sind.

Da ich schon dabei bin, meine in den Kuren gesammelten Erfahrungen preiszugeben, sollten zwei Gesundheitsanleitungen nicht unerwähnt bleiben. Als erstes nenne ich die Atemtherapie. Die Atemtechnik war mir nicht fremd, und sie ist ja auch Bestandteil des autogenen Trainings und der Visualisierung. Nur, wie weit die Atemtherapie wirklich gehen kann, das wußte ich nicht. Alle Körperpartien können einbezogen werden. Mir wurde beigebracht, wie über den Bauch zu atmen ist, über die Seiten oder sogar über die Füße. Inzwischen kann ich mich im wahrsten Sinne des Wortes "freiatmen", was sich positiv in allen anderen Übungen niederschlägt.

Als das Training zu greifen begann, merkte ich erst richtig, wie oberflächlich und einseitig meine Atmung vorher gewesen war, trotz meiner sportlichen Aktivitäten. Mich wundert es nicht mehr, daß die bewußte Atemtechnik mit dazu beiträgt, die Energieströme zu steuern, damit sie dorthin gelangen, wo Krankheitsherde zu beseitigen sind. Seltsam war, daß gerade das Atemtraining von einigen Patienten belächelt wurde. Sie schienen nur mitzumachen, weil der Arzt es von ihnen forderte. Ob sich ein Erfolg unter einem solchen Zwang einstellt? Ich wage es zu bezweifeln.

Die zweite Anleitung, die mir sehr viel gebracht hat, war die gezielte Führung eines Tagebuches. Meine

Tageserlebnisse und die Gedanken, die mich besonders beschäftigten, hatte ich schon seit Jahren in einem Tagebuch festgehalten, allerdings aus anderen Motiven. Es ging mir einfach darum, bestimmte Begebenheiten und Daten nicht nur der Erinnerung zu überlassen. Dem Erinnerungsvermögen allein wollte ich nicht trauen.

Durch eine Unterhaltung mit einem meiner Therapeuten kam ein anderer Gesichtspunkt hinzu, der mir irgendwann früher schon einmal nahegebracht worden war, den ich aber vergessen hatte, weil ich die Bedeutung nicht voll erkannte. Der Therapeut klärte mich auf, wie man sich gewissermaßen "die Seele freischreiben" kann, ähnlich wie es bei der Atmung passiert. Dabei fiel mir ein, von Schwerkranken gehört zu haben, die ihren letzten Lebensabschnitt in einem Tagebuch festhalten, um dem Tod offensichtlich leichter entgegentreten zu können. Mir schaffte das keine Befriedigung, geschweige denn Erleichterung. Daß mit einem aus der Kraft der Seele geschriebenen Tagebuch etwas zu bewirken ist, glaubte ich beim Nachhalten meiner Aufzeichnungen wahrgenommen zu haben. Aber ich hielt diese Beobachtungen für reine Zufälligkeiten, obwohl ich mir sagen mußte, daß Zufälle in dieser Häufigkeit doch wohl eher unwahrscheinlich sind.

Jetzt wurden mir plötzlich die Augen geöffnet für Wahrnehmungen, die auf einer anderen Bewußtseinsebene zu liegen scheinen, mit dem Verstand unerklärbar und doch nicht zu leugnen. Unter fachkundiger Anleitung begann ich, mich in diesen Wahrnehmungsbereich tiefer hineinzuwagen. Da der Verstand an Grenzen stieß, waren Geist und Seele, vereint im Glauben, umsomehr gefordert. Wer nicht glauben will oder kann, dem bleibt die Erkenntnis, somit auch der Erfolg, wahrscheinlich versagt.

Dem Therapeuten, der mir so hilfreich zur Seite stand, bin ich von Herzen dankbar. Leider sind mir einige Notizen abhanden gekommen, ich meine mich jedoch erinnern zu können, daß er mir folgendes Buch zum Lesen gab: “Stell Dir vor..., kreativ visualisieren” von Shakti Gawain. Aus dem Titel ist schon erkennbar, daß die Visualisierung (siehe späteres Kapitel) eine Rolle spielt. Aus meiner christlichen Glaubensauffassung heraus ist es aber eine andere Visualisierung als die Methode von Dr. Simonton. Bei der jetzt in Rede stehenden Visualisierung könnte man vielleicht eher von einer Gebetserhörung sprechen. Die aus tiefster Seele kommenden Gebete, die schriftlich niedergelegt wurden, finden ihre Erfüllung.

Ich kann mich mit dieser Deutung zufriedengeben, da sie meinen Glauben bestätigt. Aus den Gedanken geborene Kräfte werden zu einer Realität.

Dem Bericht über einige Kurerfahrungen möchte ich noch eine Anmerkung hinzufügen: Eine krebskranke Frau, die ich nicht weiter kannte, nahm aufgrund einer Empfehlung vor längerer Zeit Kontakt zu mir auf. Sie stellte mir die Frage, ob ich nicht auch der Meinung sei, daß uns Krebskranken jedes Jahr eine Kur zugebilligt werden sollte. Zu meinem Bedauern habe ich der Dame nicht mit “ja” antworten können. Ich habe ihr klar zu machen versucht, daß die Quantität nach meiner Auffassung nicht das Entscheidende ist. Für wichtiger halte ich, was eine Kur für den Kranken gebracht hat, und zwar als Anregung und Anleitung für das Leben zuhause; dieses Leben muß jeder für sich meistern. Ich würde der Gefahr einer zu großen Abhängigkeit anheimfallen, wenn ich mich nur auf die Hilfe durch andere verlassen würde.

15. Milchsäure-Produkte

In der Literatur, die ich über Krebskrankheiten studiert habe, war häufig von der Milchsäure die Rede. Ich möchte nicht an einer Diskussion über die verschiedenen Arten der Milchsäure teilnehmen, dazu würde mir auch bei diesem Thema die Wissensgrundlage fehlen. Ich möchte aber über Produkte berichten, die ich an mir selbst getestet habe. Einige haben mittlerweile einen festen Platz in meiner täglichen Nahrungsaufnahme gefunden.

Durch Vermittlung fand ich eines Tages Zugang zu einer Firma, die sich seit Jahren mit der Erforschung und Herstellung bestimmter Milchsäure-Produkte befaßt. Das Unternehmen hat sich nach meinem Eindruck große Verdienste auf diesem Gebiet erworben. Freundlicherweise gab man mir viele Hinweise und Anregungen, aber auch wissenschaftlich fundierte Informationen. Ich empfinde es als Verpflichtung, die Firma lobend zu erwähnen, auch zum Segen anderer Kranker. Wer sich die Gesundheit erhalten will, ist nicht weniger angesprochen. Die Firma, von der ich rede, ist die Fa. Kanne-Brottrunk.

Aus den Informationsveranstaltungen, auf denen Fachleute zu Wort kommen, konnte ich viel Wissenswertes mit nach Hause nehmen, um es in der täglichen Praxis anzuwenden und zu erproben.

Zuerst einmal habe ich soviel über Brot erfahren wie nie zuvor in meinem Leben. Der Begriff "Brot" beinhaltet ein Quantum an Wissen und Wert, daß es fahrlässig ist, gedankenlos damit umzugehen. Nicht von ungefähr scheint es im "Vater unser" zu heißen: "Unser täglich Brot gib uns heute". Es geht um mehr als nur das Sattwerden, um den Wert dieser Nahrung nämlich, und um das, wozu Brot als äußerst wertvolles Ausgangsprodukt dienen kann.

Aus Brot läßt sich eine Milchsäure herstellen, die in der Anwendung von großer Bedeutung ist. Die Anwendungsbreite dieser Säure ist selbst nach jahrelanger Forschung noch nicht zu übersehen. Immer noch wieder kommen neue Erkenntnisse hinzu. Bekannt ist seit längerer Zeit, daß milchsäurehaltige Lebensmittel die Stoffwechselprozesse anregen und die Darmflora günstig beeinflussen. Damit wird das Immunsystem gestärkt.

Als ich die ersten Lehrstunden über Brotmilchsäure hinter mir hatte, bin ich sofort ans Werk gegangen, und zwar mit dem sogenannten Brottrunk und dem in der Wirkung ähnlichen Enzym-Fermentgetreide. Enzyme sind ebenfalls wichtige Faktoren des Stoffwechsels. Es wird die Meinung vertreten, daß sie Krebszellen zerstören und eine Metastasenbildung verhindern. Den Brottrunk habe ich zunächst pur zu mir genommen, aber in dieser Konzentration bekam er mir weniger, was wieder eine Folge des fehlenden Magens zu sein scheint. Bald hatte ich die richtige Verdünnung mit Mineralwasser herausgefunden, und die war für meinen Körper annehmbar.

Meine Selbstversuche fielen in eine Zeit, als es mit der Verdauung noch haperte. Mit geringer zeitlicher Verzögerung wandte ich mich auch dem Enzym-Fermentgetreide zu. Es wird zugleich mit der Herstellung des milchsauer vergorenen Brottrunks gewonnen. In Pulverform ist es im Handel erhältlich. Die gute Verträglichkeit war von Anfang an gegeben, wenn ich mich an bestimmte Regeln hielt: Einnahme nie mit Joghurt-Produkten zusammen! Versuchte ich die Untermischung trotzdem, stellten sich bald darauf Leibschmerzen ein, die mir mächtig zu schaffen machten. Eine Erklärung hierfür kann ich nicht geben. Den Lernprozeß hatte ich, wie beim Brottrunk, durchzustehen.

Ich wählte eine andere Form der Einnahme, und zwar setzte ich zwei Teelöffel Enzym-Fermentgetreide meinem Hildegard-Habermus zu und verrührte es, sobald das Mus verzehrbereit war. Eine äußerst wohltuende, bekömmliche Wirkung stellte sich ein, ohne die geringsten Beschwerden. Die Hl. Hildegard nahm mir die abgewandelte Rezeptur offensichtlich nicht übel. Nach dieser ersten Beobachtung mußte die Langzeitwirkung abgewartet werden. Meine Ungeduld wurde nicht lange strapaziert. Ich fühlte mich zusehends kräftiger, so daß ich meine körperlichen Leistungen ohne Mühe steigern konnte.

Sorgfältige Selbstbeobachtungen bestätigten ohne Frage die Effekte, die von der Firma Kanne zum Brottrunk und Fermentgetreide genannt worden waren: Stabilisierung des Darmmilieus, Beseitigung von Gärungs- und Fäulnisprozessen, Anregung der Verdauung, antiallergische Wirkung, Verbesserung von Nahrungsmittelunverträglichkeiten, Förderung der Entgiftungsarbeit von Leber, Niere und Haut, Aufbau der allgemeinen Widerstandskraft, Verkürzung der Aufbauphase für Kraft und Ausdauer.

Brottrunk und Fermentgetreide sind in den positiven und wahrnehmbaren Erscheinungen sicherlich im Zusammenwirken meiner Ernährung insgesamt zu betrachten. Die Hildegard-Ernährungstherapie wird in geradezu idealer Weise ergänzt. Wie sollte ich sonst zu meiner sportlichen Form gekommen sein?

Es drängt sich mir die Frage auf, ob es nicht sinnvoll wäre, Dinkel mit in die Ausgangsstoffe der Firma Kanne aufzunehmen. Vielleicht kann dieser Hinweis eine Anregung sein. Ich merke heute sofort in meinem Tageswohlbefinden, daß mir das ergänzte Hildegard-Habermus fehlt, wenn ich es morgens aus irgendeinem Grunde mal nicht auf dem Frühstückstisch hatte. Es scheint, daß sich mein Körper ganz darauf eingestellt hat und keinen Verzicht üben will. Einbildung? Ich glaube nicht.

An ein erstes, persönliches Gespräch mit Herrn Kanne erinnere ich mich sehr gut. Er formulierte seinen Kommentar zu meiner Krebserkrankung in etwa so: “Ein guter Bekannter hatte sich in einer schweren Krankheit schon aufgegeben, dann hat er meine Ratschläge befolgt. Er hat sich wieder so fit gemacht, daß wir später von Lünen aus eine Fahrradtour nach Dänemark gemacht haben, ohne Komplikationen. Verfahren Sie genauso. Sie werden es schaffen.” Seine Worte wirkten wie ein Motor in meinem Geist und trieben mich an. Sie waren ein Grund mit für meine Radsportbegeisterung. Ich könnte heute auch mit ihm nach Dänemark radeln!

16. Ein Lob dem "grünen Tee"

Vor den anregenden Teesorten, also denen, die Koffein enthalten, und die vorwiegend unter der Bezeichnung "schwarzer Tee" im Handel sind, wird aus medizinischer Sicht oft gewarnt. Ich habe bei meiner vorsichtigen Anwendungsweise nur positive Erfahrungen sammeln können. Allerdings stelle sich immer wieder heraus, daß mein Körper nach der Operation außerhalb der Normalität lag. Verdauungsprobleme, die ich in verschiedenen Abschnitten erwähnt habe, sind schon im Krankenhaus mit schwarzem Tee günstig beeinflußt worden, speziell die Durchfälle.

Nach der Entlassung setzte ich das Trinken des schwarzen Tees fort, hielt mich dabei aber in Grenzen von höchstens zwei Tassen pro Tag. Zucker blieb immer weg.

Die Bekömmlichkeit und der zudem noch angenehme Geschmack gaben mir Veranlassung, mich auf dem Teemarkt etwas mehr umzuschauen. In einer medizinischen Zeitschrift entdeckte ich eine Abhandlung über den sogenannten "grünen Tee". Er wurde als Produkt aus Japan vorgestellt. Das wesentliche Merkmal ist wohl, daß er bei einem schonenden Trocknungsverfahren weitgehend naturbelassen bleibt. Ich kaufe ihn seitdem unter dem Namen "Sencha-Tee" in Reformhäusern und Naturkostläden. Auch die speziellen Teegeschäfte führen ihn häufig. Feststellen mußte ich, daß es beim "grünen Tee" nicht nur große

Preisunterschiede, sondern auch Qualitätsunterschiede gibt. Eine kritische Prüfung ist daher angebracht, bevor zugegriffen wird.

Dem "grünen Tee" werden krebsheilende Eigenschaften zugeschrieben. Das war der zweite Punkt, aber ein ganz wichtiger, der meine Aufmerksamkeit erregte. Ob er die Eigenschaften wirklich besitzt, will ich offen lassen. Ich wäre meine Krebskrankheit auf keinen Fall nur mit "grünem Tee" angegangen. Gegen die zusätzliche Anwendung können, von Ausnahmefällen abgesehen, sicherlich keine Einwände erhoben werden. Die Behauptung, daß er mir unermeßliche Dienste erwiesen hat, kann ich mit ruhigem Gewissen aufstellen.

Pro Tasse verwende ich nur einen knappen Teelöffel, um den herben Geschmack nicht zu stark herauskommen zu lassen. Die Teezugabe zum Wasser erfolgt aus dem gleichen Grund kurz unter dem Siedepunkt. Ich lasse den Tee auch nicht zu lange ziehen. Mittlerweile ist der Tee zum geliebten Getränk und Nothelfer in meiner ganzen Familie geworden.

17. Die Mitgliedschaft im Förderkreis "Natur und Medizin"

Ende des Jahres 1991, als ich die ersten Erfolge durch alternative Heilverfahren wahrzunehmen vermeinte, begann ich, verstärkt darüber nachzudenken, was mir noch nützlich und dienlich sein könnte, um auf solider Basis an weitere, umfassende Informationen zu kommen. Ich hörte von den großen Bemühungen von Frau Dr. med. Carstens, der Gattin des früheren Bundespräsidenten Prof. Dr. Karl Carstens, um die Natur- und Erfahrungsheilkunde.

Ich sagte mir damals: Frau Dr. Veronica Carstens hat das Wissen, die Beziehungen und Möglichkeiten, dieses vernachlässigte Feld der Medizin mit Leben zu erfüllen und Forschungsprojekte an Universitäten in Gang zu setzen. Von solchen Überlegungen ergriffen, nahm ich Kontakt zu Frau Dr. Carstens bzw. der von ihr und ihrem Gatten gegründeten Fördergemeinschaft "Natur und Medizin e. V.", Am Michaelshof 6, 53177 Bonn, auf. Im allgemeinen bin ich vorsichtig und zurückhaltend, wenn es um den Beitritt zu Fördergemeinschaften geht und ich deren Wirken und Handeln nicht überblicken kann. In diesem Fall jedoch erschien es mir ratsam, den Schritt des Beitritts zu tun.

Als sehr ermutigend empfand ich die herzliche Reaktion, die auf meinen ersten Brief folgte. Ein Kranker kann ein gutes Gespür entwickeln, ob es sich um eine echte Anteilnahme oder nur um eine nüchterne Reaktion aus geschäftlichen Gründen handelt. Die

Formulierung des Antwortbriefes an mich ließ ohne Zweifel den Schluß zu: "Dort bist Du gut aufgehoben!" Ich entschloß mich, Mitglied der Fördergemeinschaft zu werden.

Bereut habe ich es nicht. Über Mitgliedsbriefe gibt es wertvolle Informationen aus dem Bereich der Natur- und Erfahrungsmedizin. In der Hildegard-Fördergemeinschaft war ich ohnehin schon, jetzt kam eine interessante Ergänzung. Jeder Mitgliedsbrief, Erscheinungsweise sechsmal jährlich, wird von mir mit Spannung erwartet und, wie könnte es anders sein, aufmerksam gelesen. Der stete Kontakt vermittelt, und das war für mich nicht weniger wichtig, im Kreis Gleichgesinnter ein Gefühl der Geborgenheit. Die Seele redet hier wieder ein Wörtchen mit.

Angetan war ich von der Schriftenreihe, die Frau Dr. Carstens zu bestimmten Krankheiten herausgegeben hat, auch zum Thema "Krebs". Ich bestellte die Schrift Nr. 4 "Diagnose und Therapie von Krebs mit Mitteln der Erfahrungsheilkunde". Darin werden Behandlungsmethoden beschrieben und beurteilt. In vielen Dingen, die ich bereits begonnen hatte, fand ich mich bestätigt.

Ich möchte mich auf das beschränken, was ich an Neuem und Brauchbarem dem Schrifttum von "Natur und Medizin" für mich entnehmen konnte, wobei ich betone, daß es die kleineren Dinge waren, die mein Wissen in sehr wertvoller Weise ergänzten. Dazu zählt zum Beispiel die Anwendung verschiedener Kräutertees wie Taubnessel, Calendula, Schafgarbe, Salbei und Frauenmantel, um nur einige zu nennen. Auch der Hinweis, daß die empfohlenen Teesorten tunlichst im Wechsel zu trinken sind, war für mich sehr aufschlußreich. Wenn man sich vorstellt, welche Körperfunktionen zu welchem Zweck angeregt werden sollen, kommt Transparenz in die Sache, und es ergibt sich eine Logik für den Einsatz selbst gegen die böse Krebskrankheit.

Es mangelt auf dem Markt nicht an Lesestoff über die Anwendung von Heilkräutern, nur wenn es um den Krebs geht, wird eine deutliche Zurückhaltung spürbar. Mir hat imponiert, daß Frau Dr. Carstens sich nicht scheut, auch diese "Kampfstoffe der Natur" mit in die Therapie einzubringen. Die Hildegard-Medizin klammere ich aus, diese habe ich bereits in ausreichender Form behandelt. Für mich vereinigen sich all die kleinen Bäche in wunderbarer Weise zu einem gewaltigen Strom, der Kraftwerke des Lebens anzutreiben in der Lage ist. In konsequenter Verfolgung der Ganzheitsbehandlung läßt Frau Dr. Carstens nichts aus, was in der Krebstherapie heute möglich und empfehlenswert ist. Auch die geistige Heilkraft, über die jeder Mensch verfügt, bleibt nicht außen vor. Wie diese Kraft mich beeinflußt und gesteuert hat, möchte ich in dem folgenden Kapitel erzählen.

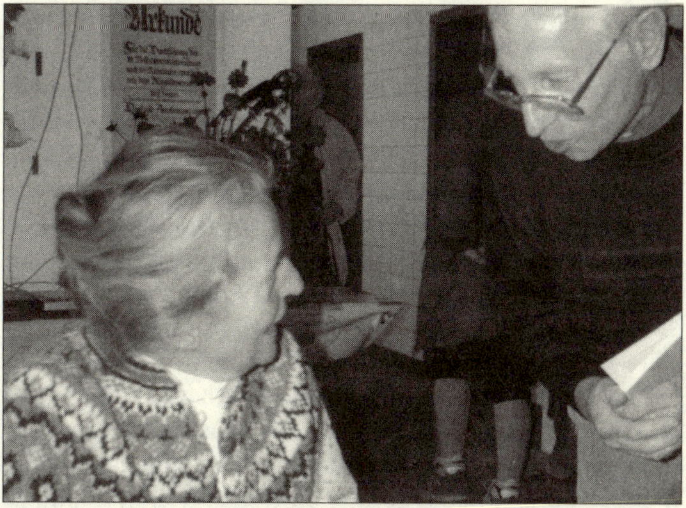

Georg Jasper im Gespräch mit Dr. Veronica Carstens.

18. Die Visualisierung

Ende 1990 entdeckte ich im Angebot des Rowohlt-Taschenbuch-Verlages das Buch: “Wieder gesund werden” – eine Anleitung zur Aktivierung der Selbstheilungskräfte für Krebspatienten und ihre Angehörigen. Ich besorgte mir das Buch und auch die dazu gehörende Kassette, ohne zu diesem Zeitpunkt zu ahnen, welch wertvollen Anleitungsschatz ich erworben hatte.

Buch und Kassette stammen von den Verfassern Carl Simonton, Stephanie Matthews Simonton und James Creighton. Die tragende Rolle in der Ausarbeitung der Behandlungsmethode hatte wohl der Arzt Dr. Simonton. Daher wird die Methode in Fachkreisen schlicht die “Simonton-Methode” genannt. Als ich anfing, mich mit dem Inhalt von Buch und Kassette auseinanderzusetzen, war ich, das muß ich zugeben, durch das autogene Training schon vorbelastet. Ich hatte es schon vor meiner Erkrankung geübt, um Streßsymptome abzubauen. Bis zu einem gewissen Grade war ich in der Lage, mich zu entspannen. Ich hätte mir jedoch nicht träumen lassen, daß man über die Vorstellungskraft auch einen Selbstheilungsprozeß bei schwersten Krankheiten in Gang setzen kann.

Je mehr ich mich in die Methode hineindachte, umso leichter fiel es mir, die ablaufenden Vorgänge zu verstehen. Jeder Placeboeffekt wird nach meinem Dafürhalten so erzielt. Und gerade eine solche Einflußnahme des Geistes auf den menschlichen Körper wird bei der

Visualisierung mobilisiert. Der Rowohlt-Verlag gibt nicht zu Unrecht auf dem Umschlagdeckel des Buches folgende treffende Beschreibung: “Die Autoren wollen mit ihrer Methode die herkömmliche medizinische Behandlung nicht ersetzen, sondern ergänzen. Sie geben Begriffen wie ‘Lebenswille’ und ‘Selbstheilungskraft’ ein wissenschaftliches Fundament und zeigen anhand zahlreicher Fallbeispiele, daß Hoffnung, Vertrauen und Zuversicht sowie ein neues Umgehen mit sich selbst wichtige Voraussetzungen für Gesundwerden und Gesundbleiben sein können”.

Der Verlag hat sich mit dieser Stellungnahme eine vorsichtige Zurückhaltung auferlegt. Ich würde meine eigenen Erfahrungen als darüber hinausgehend beschreiben, obwohl ich den Beweis im wissenschaftlichen Sinn nicht vorlegen kann.

Mir hat von Anfang an der Eindruck genügt, daß Dr. Simonton und sein Team die Sache professionell angegangen sind. Also habe ich mir die entwickelte Technik nutzbar gemacht und war angenehm überrascht. In der mehrjährigen Anwendung habe ich mehr und mehr gespürt, wie die Psyche Einfluß auf meinen Körper genommen hat.

Mein Problem war zu Beginn die Konzentrationsfähigkeit, die für eine gute Visualisierung notwendig ist. Meine Gedanken wollten sich nur schwer zügeln lassen, weil durch das intensive Befassen mit der Krankheit das schreckliche Erleben aus dem Unterbewußtsein hochkam. Auf der anderen Seite wurde ein Verdrängen der Krankheit verhindert, und erst als ich den Punkt erreicht hatte, daß mich das Wort “Krebs” nicht mehr aufwühlte, setzten sich in der Phantasie die Killerbataillone in Marsch.

Mehrmals täglich bin ich an die Übungen herangegangen, und ich kann jedem Interessierten nur den Rat geben: Gründliche gedankliche Auseinandersetzung mit der Methode, dann Training, Training, Training! Der Vorsatz, mindestens dreimal am Tag zu üben, ist nur mit Selbstüberwindung in die Tat umzusetzen. Es finden sich ja so leicht Begründungen für das Verschieben oder Auslassen des Trainings. Die Beharrlichkeit führt automatisch zum Herbeisehnen jeder Übungsstunde. Das Buch brauchte ich bald nicht mehr. Mir genügte das Abhören der Kassette. Schon die angenehme Stimme des Sprechers wirkte sehr beruhigend auf mich, was mit Sicherheit von Bedeutung ist, wenn man geistig etwas auf sich einwirken lassen will, und das wollte ich ja. Die totale Entspannung von Kopf bis Fuß ist das erste Zeichen, was sich angenehm einstellt. Es folgt das Wärmegefühl in den Gliedmaßen. Diese wohltuenden Wirkungen muß man tatsächlich empfinden, um weitere Strömungen in Gang setzen zu können. Das Wärmegefühl hüllte mich wie in einen Mantel ein und drückte sich nicht nur in einer Temperatursteigerung aus, sondern vermittelte auch Geborgenheit. Ich kostete es aus.

Wegen der starken Gewichtsabnahme nach Operation und Chemotherapie fror ich ständig. Vor allem die Wintermonate machten mir zu schaffen. Es war dann so beglückend, sich auf rein geistige Weise jederzeit ein “warmes Bett” schaffen zu können, einen Ruheplatz, der Entspannung, Wärme und Schutz zugleich bot. Die Geisteskraft lenkte ich behutsam und immer mehr auf den Bauchbereich, wo die Wurzel allen Übels gesessen hatte. An dieser Stelle mußte in meiner Vorstellungswelt endgültig Ordnung geschaffen werden, und diese Ordnung würde ausstrahlend alle Metastasen erfassen, wo sie sich in meinem Körper auch versteckt halten mochten.

Nachdem etliche Monate ausdauernden Trainings

vergangen waren, gab ich mich mit dem auf der Kassette vorgegebenen Text nicht mehr zufrieden. Ich sann darüber nach, wie ich die Visualisierung noch persönlicher, d. h. ganz auf mich und meine Denkweise zugeschnitten, gestalten könnte. Ich erarbeitete mir einen eigenen Text, korrigierte ihn mehrmals und befand ihn letztendlich für einigermaßen gelungen. In den Text habe ich Elemente meines katholischen Glaubens aufgenommen, und das war, wie sich später herausstellte, ein segensreicher Schritt in meiner geistigen Selbstlenkung. Meine Einführung in die Religion in den Vorschul- und Schuljahren fand noch im alten, traditionellen Sinne statt. Jetzt zahlte es sich aus. Wer im modernen, christlichen Geist erzogen worden ist, wird sich schwerer tun, an Dinge zu glauben, die er mit dem Verstand nicht erfassen kann, und die ihm auch nicht nahegebracht worden sind.

Meinen Text habe ich auf Band gesprochen und benutze ihn seitdem fast nur noch. Er ist so persönlich, daß ich ihn allein aus diesem Grunde nicht weitergeben würde.

Ich bin nicht sicher, ob nicht noch ein anderer Faktor eine ganz wichtige Rolle gespielt hat. Ich denke an das Hören der eigenen Stimme. Meine Stimme war mir nicht fremd, da ich, berufsbedingt, über Jahrzehnte mit einem Diktiergerät gearbeitet hatte. An die eigene Stimme hatte ich mich gewöhnt. Sie gab und gibt mir ein noch größeres Gefühl der Sicherheit und des Vertrauens. Die Akustik meiner Stimme hat sich tief eingegraben. Die Sprecherstimme auf dem Originalband ist sicher für die Einführung optimal, mit meiner eigenen Stimme habe ich dagegen tiefere Schichten meiner Psyche erreicht.

Psychotherapeuten, die ich befragt habe, sind der Meinung, daß man versuchen sollte, ganz ohne Tonband auszukommen. Das mag im allgemeinen so sein, für mich ist es leichter und besser, die von mir besprochene Kassette auf mich wirken zu lassen. Herr Dr. Simonton und seine Mitautoren werden gegen mein eigenmächtiges Handeln keine Einwände erheben. Ich kann mir sogar vorstellen, daß ein solch persönlicher Zuschnitt begrüßt wird, sobald eine gewisse Entwicklungsstufe erreicht worden ist. Die Methode als solche wird nicht in Frage gestellt. Ich empfehle sie aus tiefster Überzeugung weiter. Das Immunsystem wird gestärkt. Warum sollte auf diesem Umweg nicht eine Einflußnahme auf die Krebskrankheit möglich sein?

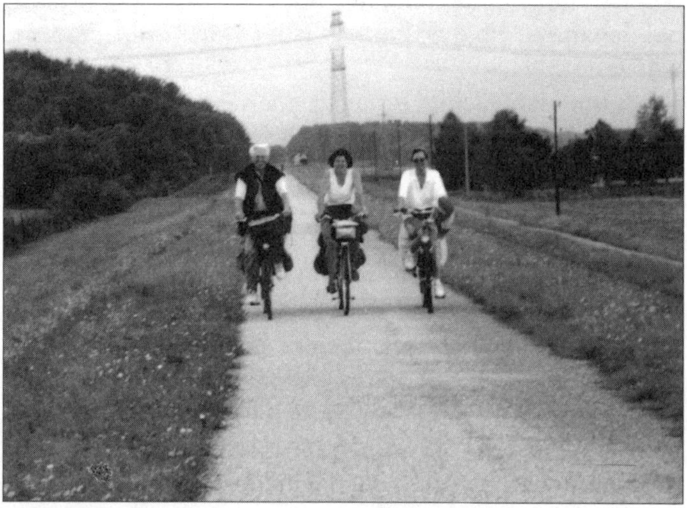

Radtour entlang der Donau, hier bei Wien.

19. Körperliche Höchstleistungen beim Radeln

Nach den positiven Erfahrungen in der ersten Aufbauphase in Friedenweiler machte ich das Körpertraining zu einem Hobby, und zwar in abwechslungsreicher Form. Möglichkeiten, unter denen man wählen kann, gibt es etliche. Ich entschied mich für das, was dem Körper reichlich Sauerstoff zuführte und mir obendrein Freude bereiten würde.

Meistens sind es die Vormittage, die ich mit Arbeiten in Haus und Garten ausfülle. Das Mähen eines großen Rasens gehört zu den Pflichtübungen. Besonders stolz bin ich, wenn ich die Früchte meiner Gartenarbeit heranreifen sehe oder die Ernte genießen kann. Die Farbenpracht einer Blume blieb früher von mir oft unbeachtet, heute erfreue ich mich daran und entdecke Feinheiten, die mir das Wunder der Schöpfung offenbaren. Oder wie köstlich ist das Gemüse, welches im eigenen Garten mit der Hände Arbeit angebaut worden ist.

In den umliegenden Waldungen – das Sauerland ist für seinen Waldreichtum bekannt – erstelle ich in großen Mengen Kaminholz. Die Waldarbeit ist eine Beschäftigung, der ich besonders gern nachgehe, weil die Stille des Waldes, fein unterlegt mit dem Gezwitscher der Vögel oder dem Rauschen des Windes in den Baumkronen, wohltuend auf mich einwirkt. Der Körper findet seine Kraft in der anstrengenden Bewegung, Geist und Seele lassen sich von der Natur gefangennehmen. Wenn die Holzscheite im Winter wohlige Wärme spenden, steigt in mir schon wieder die

Sehnsucht auf, die mich mit den ersten Sonnenstrahlen, unter denen der Schnee zu schmelzen beginnt, zu meinen Arbeitsplätzen im Walde treibt.

Als Krönung meiner Betätigungen empfinde ich das Radfahren. Es ist für mich zu einer sportlichen Leidenschaft geworden. Erfahrungsgemäß ist es mein bester Weg, den Körper in eine Topform zu bringen, aber nicht nur den Körper! In jungen Jahren war das Fahrrad für mich ein täglicher Gebrauchsgegenstand, denn wir wohnten weit abseits von Stadt und Schule. Ein Verzicht auf das Fahrrad wäre gar nicht denkbar gewesen.

Diese Erinnerungen waren in mir wachgeblieben, aber sie waren nicht so stark, daß ich nach der schweren Krankheit – dazu in meinem Alter von über 60 Jahren – das Fahrrad als Hilfsmittel zur Erlangung der Gesundheit unbedingt gesucht hätte, wenn die Motivation nicht auf andere Weise ausgelöst worden wäre.

Schon in der Zeit der Chemotherapie ereignete sich etwas sehr Merkwürdiges: Ich ertappte mich im Dämmerzustand, hervorgerufen durch die Beruhigungsmedikamente, mehrmals dabei, wie ich mich als Radler sah, der munter durch die Gegend fuhr, als sei keine Krankheit vorhanden. Sobald ich mir dieses Halbtraumes bewußt wurde, verschwand das Bild, und ich empfand meinen erbärmlichen Zustand im Krankenbett im Kampf mit dem Krebs noch betrüblicher als vorher. Und doch war der Traum so schön gewesen!

Die Sauerstoff-Therapie in Friedenweiler brachte mir das Radfahren wieder nahe, wenn auch zunächst nur mit dem “Treten auf der Stelle”. An der Wand vor meinem Ergometer hatte die Klinik ein Foto im Großformat vom berühmten Ayers Rock in Australien angebracht, wahrscheinlich um den Eindruck zu vermitteln, daß auf ein weithin sichtbares Ziel zugefahren würde. Aber trotz allen Abstrampelns kam ich dem riesigen Felsblock nicht einen Millimeter näher. So ging das Tag für Tag. Das war mehr als unbefriedigend, und ich beschloß, dies zu ändern, sobald mein Gesundheitszustand das später zulassen würde. Ein zweiter Beweggrund war somit für das Radfahren geboren.

Der eigentliche Start auf dem Fahrradsattel begann, nachdem die größten Strapazen der Krankheit mit ihren Folgewirkungen überstanden waren, also in der zweiten Hälfte des Jahres 1991. Sehr zögerlich zunächst, denn die körperliche Kraft mußte noch weiter aufgebaut werden. Ich hatte mich auch wieder an das Radfahren zu gewöhnen. Vor allem war es gar nicht so leicht für mich, das Gleichgewicht zu halten. Immer noch traten Schwindelanfälle oder Übelkeitserscheinungen auf, und die nahmen nicht unbedingt Rücksicht auf mich und den Straßenverkehr.

Der Dachgepäckträger, mit dem das Rad zu einem sicheren Startplatz auf einem Radweg gebracht werden konnte, mußte auch noch beschafft werden. Zwangsläufig blieb die im Jahre 1991 gefahrene Strecke recht bescheiden, maximal vielleicht zehn Kilometer pro Tag.

Meine Frau erkannte mein Bedürfnis des Radelns jedoch sehr schnell und zögerte nicht, selbst mitzumachen und mich in jeder Weise zu unterstützen. Wir schafften uns nach und nach das notwendige Zubehör an, zum Beispiel den schon erwähnten Fahrradträger oder auch Lenker-Computer, die festhielten, was wir pro Tag schafften oder die die gefahrenen Gesamtkilometer anzeigten. Solche Daten sind übrigens ein sehr guter Ansporn für Leistungssteigerungen. So habe ich zum Beispiel auch die für dieselbe Strecke benötigte Zeit regelmäßig abgelesen und verglichen. Ich stellte fest, daß ich immer schneller wurde. Irgendwann kamen noch die Gepäcktaschen hinzu, um Proviant und Wetterkleidung mitnehmen zu können.

Das Radfahren kann ich jedem, dessen körperliche Verfassung es zuläßt, bestens empfehlen. Man kann es als gemütliches Dahinradeln betreiben, aber ebenso als Kraftsport. Je nach Tageskondition ist eine Anpassung möglich, sofern man nicht in einer Gruppe fährt, denn auf diese hat man sich einzustellen.

Was ganz wichtig ist: Radfahren ist, wenn man es optimal betreibt, auch Kopfarbeit. Eine gewisse Konzentration ist notwendig, je nach Wegen bzw. Streckenverhältnissen. Trotzdem bleibt Spielraum für die Gedankenwelt, mit der man innerlich beschäftigt ist. Die Lösung mancher Probleme wäre mir schwerer gefallen, hätte ich nicht beim Radfahren nachdenken können. Trotzdem gibt es gleichzeitig genügend Abwechslung, um das Denken nicht zum Grübeln ausarten zu lassen. Die vorübergleitende Landschaft mit manchem Blickfang lenkt ab und führt zur Entspannung. Selbst wenn man zu zweit fährt, besteht nicht unbedingt die Notwendigkeit, sich unterhalten zu müssen oder auf den anderen pausenlos einzugehen, denn meistens radelt man hintereinander.

Pausen an Plätzen mit besonderem Reiz erfrischen. Pausenbrot und Getränke liefern Nachschub für den Energiehaushalt. So hat sich bei mir langsam eine sportliche Leidenschaft entwickelt, die als Antrieb für immer größere Unternehmungen wirkt. Wenn es im Jahr 1992 etwa 1 000 gefahrene Kilometer waren, so sind es bis zum Jahr 1998 um die 6 000 Jahreskilometer geworden. Diese ergeben sich aus einer seit 1992 täglich gefahrenen Strecke von mindestens 25 km, wobei ein Höhenunterschied von 200 Metern keine Probleme schafft. Das Sauerland ist nun mal das “Land der tausend Berge" und für jeden Radfahrer eine Herausforderung. Meine Tagesleistung am Wochenende oder auch schon mal zwischendurch liegt zwischen 60 und 100 km.

Wenn die Landschaft nicht dazu angetan ist, mal langsamer zu treten, um beschauliche Eindrücke besser aufnehmen zu können, trete ich kräftig in die Pedalen. Manchmal will es der Zufall, daß ich in einen Pulk von Profifahrern gerate, die ihr Trainingsprogramm absolvieren. Ich nutze solche Gelegenheiten und versuche, über eine längere Strecke mitzuhalten, um meine Leistungsfähigkeit zu messen. Das ist, ohne Übertreibung, eine beachtliche Herausforderung, der ich mich zu stellen habe, denn ich bin gerade mal Besitzer eines Tourenrades mit fünf Gängen. Was die anderen aus ihren technisch optimalen Rädern herausholen, muß ich durch Muskelkraft ausgleichen.

Wenn ich hiervon berichte, will ich mich keineswegs als Kraftprotz hervortun. Mir liegt nur am Erkennen meiner Leistungsfähigkeit und am Abstecken meiner Grenzen. Trotzdem steige ich nie ausgepumpt vom Rad. Oft stelle ich mir wegen der ausbleibenden Ermüdungserscheinungen die Frage: "Wie baut der Körper diese Kraft in meinem Alter auf, und das noch mit der körperlichen Behinderung?" Ich kann die Antwort nur darin finden, daß der Geist Impulse gibt und die gesunde Kraftnahrung dazu beiträgt.

Niemand hat mir gesagt, daß ich Höchstleistungen anstreben soll. Erst nach den eigenen Erfahrungen bin ich auf die Berichte anderer gestoßen, die mir für mein Tun die Bestätigung geliefert haben. Ich bin stolz darauf, ich fühle mich gleichzeitig gedrängt, nicht zu erlahmen, sondern die Leistungen weiter zu steigern.

Radgefahren wird bei jedem Wetter, nur Schnee und Eis auf den Straßen zur Winterzeit sind ein

Hinderungsgrund. Am 1. Mai 1998 waren insgesamt 30 000 Kilometer erreicht.

Raderlebnisse besonderer Art sind seit einiger Zeit Mehrtagestouren, die meine Frau und ich gemeinsam unternehmen, mit Gepäck und jeweiligem Tagesproviant. Im Mai 1996 war es eine Wochentour entlang der Weser von Hameln bis Nordenham. Wir kamen in fünf Tagen auf 400 Kilometer. Dies könnte den Eindruck vermitteln, als wenn es uns nur darauf ankäme, möglichst große Entfernungen hinter uns zu bringen. In Wirklichkeit nehmen wir uns sehr wohl die Zeit, auch die schönen Ortschaften mit ihren Sehenswürdigkeiten kennenzulernen. In die meisten Radwanderführer sind, wie wir festgestellt haben, Routen geschickt eingebaut worden, um Geschichte, Kultur und Architektur zu vermitteln. So durften wir uns in Hameln auf den Spuren des "Rattenfängers" bewegen. In Bremen blickte uns trutzig der Roland an.

Ein wunderschönes Erlebnis folgte im August 1997. Wir brachen zusammen mit einem befreundeten Ehepaar zu einer Tour auf dem Donau-Radweg von Greifenstein bei Wien nach Budapest auf. Wir legten Kilometer um Kilometer bei 30 bis 35° Temperatur zurück. Mancher Tropfen Schweiß blieb auf der Strecke, nicht aber wir unermüdlichen Radler. Von Österreich ging es zunächst nach Bratislava in der Slowakischen Republik. Auf einem Donau-Hotelschiff verbrachten wir den Abend und eine Nacht. Die Ferienstimmung nahm uns voll gefangen und stärkte uns für die Einreise nach Ungarn am nächsten Radeltag.

Allerdings stießen wir nicht nur auf freundliche Menschen, sondern auch auf sehr stechende Mückenschwärme in den sumpfigen Niederungen der Donau. Sie verfolgten uns bis in das Schlafzimmer. Ich habe mich mit dem Vergleich getröstet, daß ein

Mückenstich doch wohl nichts sei gegenüber dem Einstich einer Kanüle, durch welche die Giftstoffe der Chemotherapie in meinen Körper hineinbefördert wurden. Hatten wir am Ende eines Radeltages ein Hotel gefunden, waren die Strapazen schnell vergessen, und wir konnten die herrlichen Tageserlebnisse beim Abendessen und einem kühlen Bier noch einmal Revue passieren lassen.

Als wir nach sechs Radeltagen plus drei Tagen Aufenthalt in Budapest und der Rückfahrt per Schnellboot in unserem Hotel in Greifenstein eintrafen, hatten wir 500 km mehr auf dem Kilometerzähler und im Herzen wunderschöne Erinnerungen und Eindrücke von Land und Leuten entlang der Donau. So manches geführte Gespräch hat uns Augen und Ohren geöffnet für Geschichte und Kultur des südlicheren Teiles Europas, wobei die Besichtigung von Budapest ein Höhepunkt war, genau wie später ein Streifzug durch Wien.

Mancher Leser wird jetzt wahrscheinlich fragen: "Was haben solche Reiseerlebnisse eigentlich mit Ihrer Krankheitsbewältigung zu tun?" Ich antworte diesen Fragenden aus fester Überzeugung: "Sehr viel!" Und diese Antwort will ich auch begründen. Schon die Vorbereitung einer solchen Reise verschafft eine große Ablenkung, und das Reiseerlebnis selbst nimmt Körper und Geist so in Anspruch, daß kein Freiraum bleibt für niederdrückende Gedanken. Im Gegenteil, es stellt sich ein stolzes und befreiendes Gefühl ein, ein Siegesgefühl. Am Ende eines jeden Tages hat man ein gesundes Müdigkeitsempfinden, welches in einen erholsamen Schlaf übergeht, einem neuen Morgen mit neuen Eindrücken entgegen.

20. Noch eine Leidenschaft: Bergwandern

Mein Bewegungsdrang, mit all den positiven Wirkungen auf Leib und Seele würde in der Berichterstattung unvollständig bleiben, wenn ich nicht Erlebnisse mit einbauen würde, die von Zeit zu Zeit besondere Höhepunkte der Aktivitäten waren. Meine Frau und ich fahren mindestens einmal im Jahr zum Bergwandern in die Alpen. Das Wort "Wandern" ist schon fast eine Untertreibung. Zwar können wir auch nicht von Klettern oder Bergsteigen reden, aber vor nicht ganz ungefährlichen Bergtouren schrecken wir nicht zurück.

Ich muß meine Frau nicht überreden, sie scheut ein gewisses Risiko noch weniger wie ich. Somit trägt sie mit dazu bei, mir Erfolgserlebnisse zu verschaffen, in deren Genuß ich sonst vielleicht doch nicht kommen würde.

Im Sommer 1993 überquerten wir auf einer schwierigen Route den "Rosengarten" in Südtirol. Früh am Morgen brachen wir auf, denn wir ahnten, was uns erwarten würde. Außerdem hatten wir eine Tageswanderzeit von 8 bis 10 Stunden einzukalkulieren. Nach Verlassen der Seilbahnstation ging es schon bald höher und höher hinauf. Der Wanderpfad war zunächst noch einigermaßen begehbar, bald sollte sich dies ändern. Die Hände mußten den Füßen Unterstützung geben. Keuchend arbeiteten wir uns voran, Meter für Meter. Die Fußspitzen und Finger mußten immer häufiger nach einem Halt in den Felsen suchen. Eine Unacht-

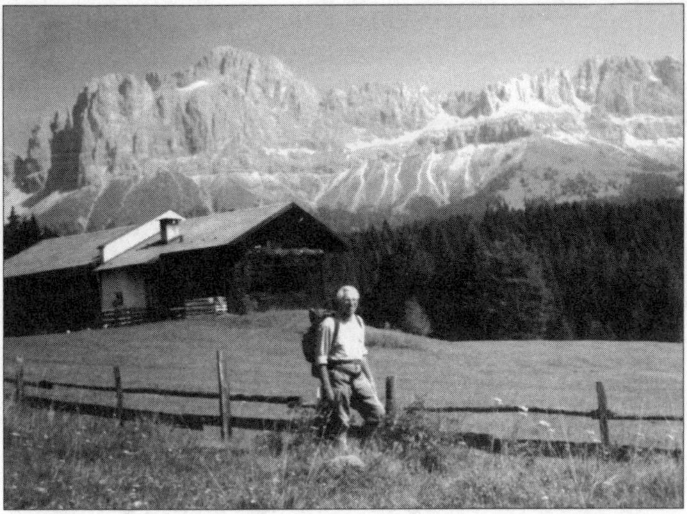

Beim Bergwandern vor dem Bergmassiv Rosengarten.

samkeit oder ein Fehltritt konnten den Sturz in den Abgrund bedeuten. Nur dem Umstand, daß der Geist sich voll konzentrieren muß, ist es zu verdanken, daß Angstgefühle gar nicht erst aufkommen können.

Schwindelfrei sind wir beide, insofern kann uns ein Blick in eine weit unter uns liegende Schlucht ohnehin nicht schrecken. Nach etwa vier Stunden harten Aufstiegs hatten wir den höchsten Punkt unserer Route erreicht. Ich werde diesen Augenblick nie vergessen. Der Morgenschatten hatte uns bis hierher begleitet, nun standen wir plötzlich im vollen Licht der Sonne. Eine herrliche Gebirgslandschaft breitete sich vor unseren Augen aus. Über den Tälern lag kein Dunst mehr, jedes Detail der bezaubernden Landschaft zeichnete sich klar ab. In der Ferne erblickten wir das gewaltige Massiv der Sella-Gruppe. Es war mir, als würden uns diesmal die Berge zurufen: "Gut gemacht! Dieser Anblick ist Euer Lohn. Macht weiter so!"

Ich habe in meiner überschwenglichen Freude über das Erreichen des Gipfelzieles die Arme hochgerissen und Jubelrufe ausgestoßen. Ich spürte, wie Kräfte in mir aufbrachen, die alles beiseite räumten, was sich bisher noch sperrend in den Weg gestellt hatte. Am liebsten hätte ich aus diesem Hochgefühl heraus allen Ärzten und Medizinern, die mich auf den Weg in die Gesundung geschickt hatten, einen dankbaren Gruß übermittelt, mit einem kleinen Zusatz: "Ich bin sicher, ich hab's geschafft".

Der beschwerliche und langwierige Abstieg auf der anderen Seite des Bergmassivs und der lange Rückmarsch auf einer anderen Route bis zu unserem Ausgangspunkt dämpften meine überschwenglichen Gefühle. Am nächsten Morgen waren auch die letzten Reste des Rausches einer nüchternen Erkenntnis gewichen. Ich konnte nicht erwarten, daß Außenstehende, die nicht unmittelbar an dem Geschehen teilgenommen hatten, mein Glücksgefühl würden nachempfinden können, selbst wenn sie vorher noch so sehr in meine Krankheit eingebunden waren. Ich war nicht betrübt über diese Erkenntnis, denn innerlich war ich schon wieder unterwegs zu neuen Gipfelzielen.

Bewußtseinserlebnisse dieser Art haben sich in mehr oder weniger großen Zeitabständen aneinandergereiht und brachten die Erinnerung an die schwere Krankheit zum Schwinden. Erlebnisse ganz anderer Natur mischten sich zudem unter die realen Wahrnehmungen. "Jemand" hielt schützend die Hand über mich und meine Frau, sonst wären wir, trotz aller Vorsicht, vor Unheil in gewissen Situationen nicht bewahrt worden. Es war eigenartig und nur durch meinen Glauben erklärbar, daß die Vorsehung, ich möchte lieber von einem Schutzengel sprechen, zur Stelle war, wenn Gefahren zu meistern waren, die wir bei Abschätzung des Risikos nicht erkannt hatten und denen wir machtlos gegenüberstanden. Der Vermessenheit nach dem Motto “der wird’s schon richten”, sind wir nicht verfallen und werden es auch zukünftig nicht.

Ich versuche immer, jede Behauptung oder jede Begebenheit mit Fakten zu belegen. Warum sollte dieses Bemühen in diesem Bereich nicht gelten? Also schildere ich ein Erlebnis, wie es sich wirklich zugetragen hat: Es geht um eine geplante, schwierige Bergbesteigung im Sommer 1994. Wir wollten wieder frühzeitig aufbrechen, um den Anstieg vor der größten Mittagshitze bewältigt zu haben, denn es sollte nach der Wettervorhersage ein sonniger und heißer Tag werden. Der erste Teil der Wegstrecke war wieder mit einer Seilbahn zurückzulegen, bevor wir in einen steilen Felsabhang einsteigen konnten. Schon beim Beschaffen einiger Dinge, die uns noch für den Tag fehlten, kam es zu unliebsamen Verzögerungen, die uns ärgerlich stimmten, weil uns die Zeit davonlief. Den größten Zeitverlust erlitten wir schließlich an der Talstation der Bahn, wo wir uns in eine Warteschlange einzureihen hatten, die wir sonst noch nie angetroffen hatten. Wir waren nervös und ungehalten.

Wie dankbar mußten wir aber am Ende sein. Kurz nachdem wir die Bergstation verlassen hatten, hörten wir ein ohrenbetäubendes, gewaltiges Donnern und Rauschen. Uns entgegenkommende Wanderer berichteten dann von einer Geröll-Lawine, die kurz zuvor genau auf unserer geplanten Route niedergegangen war. Bilanz: ein Toter.

Ich will mich nicht in Einzelheiten verlieren, sie sind für den Hintersinn meiner Erzählung ohne Belang. Für die Rückkehr in den Ort benutzten wir die Bahn nicht. Wir brauchten die Ruhe des Waldes, um unseren Gedanken nachgehen zu können. Die Demut vor dem

Lenker unseres Geschickes ließ uns dankbar schweigen.

Eine Abkehr von den mit einem Risiko behafteten körperlichen Höchstleistungen wurde nicht in Erwägung gezogen. Zu groß sind die Vorteile für Körper, Geist und Seele, die wir aus unseren Unternehmungen schöpfen.

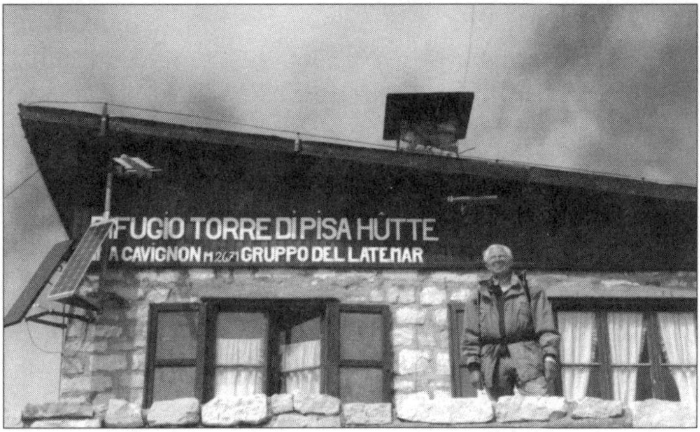

Bergwandern in Südtirol, Latemar-Massiv.

21. Hilfreicher Blick über den Gartenzaun

Die Erfahrungen von Leidensgenossen, die sich dem Kampf gegen die Krebskrankheit erfolgreich gestellt haben, zu sammeln und mit den eigenen zu vergleichen, kann sehr hilfreich sein. Die Möglichkeiten im engeren Umfeld sind jedoch oft begrenzt. Ich habe daher mein Blickfeld weit nach draußen verlagert, immer auf der Suche nach guten Informationsquellen. Eine solide Brücke war das Fernsehen. Jeden Hinweis, der mir dienlich war, habe ich aufgegriffen – wie das Beispiel "Mistelanwendung" schon zeigte. Selbst Kontaktadressen waren auf diese Weise zu beschaffen.

Am 17. März 1994 strahlte der Süddeutsche Rundfunk über das Fernsehen cine Sendung aus, die den Titel trug: "Gemischte Gefühle". In dieser Sendung wurde ein gewisser Klaus Haetzel aus Berlin vorgestellt, der gleichfalls von der Krebskrankheit getroffen war, und der über den Leistungssport beachtliche Erfolge aufweisen konnte. So lautete jedenfalls seine Aussage, die mich wiederum in meinen Erfahrungen bestätigte. Einschränkungen im Vergleich sind zu berücksichtigen.

An die gewaltigen Leistungen von Herrn Haetzel komme ich nicht heran. Das ist aber gar nicht so entscheidend. Ich habe mich damals, nachdem ich die Anschrift erfahren hatte, mit Herrn Haetzel in Verbindung gesetzt. Er hat mir daraufhin einen Brief geschickt, dessen Inhalt mir oft durch den Kopf gegangen ist. Herr Haetzel schrieb: "Letztlich ist jeder sein eigener bester Experte und muß den Mut finden, seiner inneren Stimme zu folgen.” Hatte ich nicht genau so gehandelt?

Herr Haetzel hat seine Erfahrungen übrigens in einem Buch festgehalten, das den Titel trägt: “Wege auf Wasser und Feuer”. Ich habe mir das Buch besorgt und gelesen. Wenn ich mich bescheiden auf den privaten Radsport im heimischen Raum beschränke, betreibt Herr Haetzel immerhin weltweit Triathlon, über Strecken hinweg, die mir schon vom Hörensagen den größten Respekt abverlangen. Der interessierte Leser erfährt durch das Buch auch, was sich hinter den Begriffen “Ironman” und “Ultraman” verbirgt.

Noch mehr habe ich in den Ausführungen Gedanken über Tod und Leben und die richtige Einstellung dazu entdeckt. Ich hatte keine Schwierigkeiten, die Gedanken in mein eigenes religiöses Verständnis zu integrieren. Vielleicht muß man selbst an der Schwelle des Todes gestanden haben, um die Ansichten begreifen zu können. Mir war beim Lesen, als wenn mir jemand zugeflüstert hätte: “Empfindest Du Dein Dasein, Deinen Kampf, Deinen Lebensmut nicht ähnlich?” Viele Gesunde mögen sich mit dem Nachempfinden schwertun, vor meiner Erkrankung wäre es mir genauso ergangen. Der Betroffene, der es gelernt hat, in sich hineinzuhorchen, der bereit ist, über das Leben nachzudenken, dem öffnet sich das Tor eines erweiterten Bewußtseins wie eine Gnade.

Auf Herrn Haetzel bin ich als Beispiel etwas ausführlicher eingegangen, weil ich persönlich gerade die Forderungen an den Körper mit all den fruchtbaren Auswirkungen auf Geist und Seele als wichtig und wertvoll erkannt habe. Wir haben uns beide diese positiven Erfahrungen erarbeitet. Der persönliche Zuschnitt war jedem selbst überlassen. Dieser ergibt sich allein schon aus Alter und Kondition. Von anderen Krebskranken oder noch mehr von denen, die die Krankheit bewältigt haben, ist mir Ähnliches berichtet worden. Ich habe in den letzten Jahren jede Gelegenheit wahrgenommen, um Gespräche dieser Art zu führen.

Anfang des Jahres 1997 wurde ich zu einem Kongreß nach Heidelberg eingeladen, um dort im Rahmen eines interaktiven Forums ein Referat zu halten. Veranstalter war die Gesellschaft für biologische Krebsabwehr e. V., Hauptstr. 44, 69117 Heidelberg, Tel. (06221) 13802-0, Fax 13802-0. Es war der 8. Kongreß, den die Gesellschaft vom 25. bis 27. April 1997 im Kongreßhaus Stadthalle Heidelberg veranstaltete.

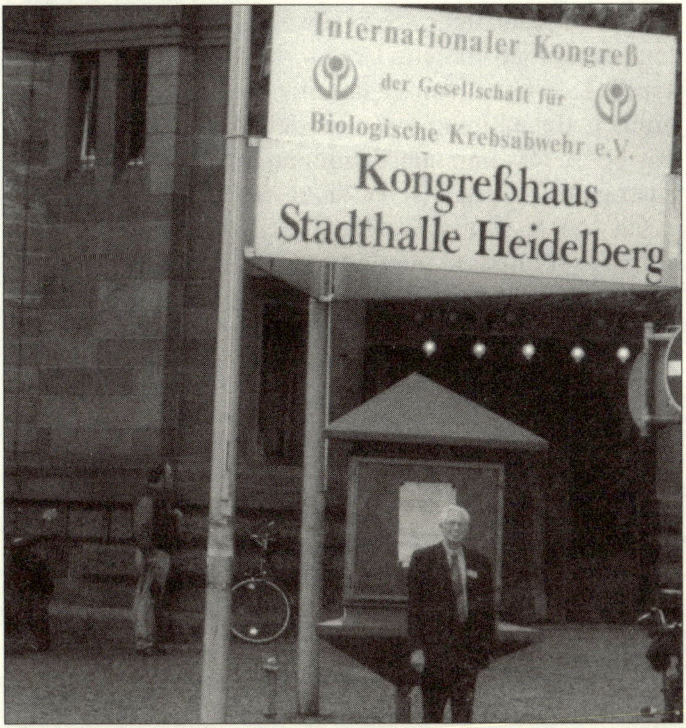

Gastredner beim Kongreß über biologische Krebsabwehr.

Der Verein sieht seine Aufgabe darin, die biologischen Heilverfahren bei Krebs intensiv zu fördern. Mediziner, Wissenschaftler, Laien und Betroffene stellen sich in den Dienst dieser guten Sache. Beachtliche Erfolge, die die Zusammenarbeit inzwischen gebracht hat, sind nicht mehr zu übersehen.

Ich habe es als Auszeichnung gewertet, auf diesem Kongreß vor großer Zuhörerschaft, darunter Fachleute von hohem Rang, auftreten zu dürfen. Die Einladung an mich wurde vom ärztlichen Direktor der Gesellschaft, Dr. med. Irmey, ausgesprochen.

Die Veranstaltung mit Vorträgen, Informations- und Erfahrungsaustausch war ein voller Erfolg, für mich persönlich sogar in mehrfacher Hinsicht. Die Ärzte und Wissenschaftler gaben neue Erkenntnisse der Forschung bekannt, Laien und Kranke konnten ihre Erfahrungen einbringen, Behandlungswege wurden aufgezeigt – dies, was mir besonders imponierte, immer vor dem Hintergrund einer ganzheitlichen Behandlung des Menschen.

Ich war als Laien-Referent, der sich erfolgreich mit der Krebskrankheit auseinandergesetzt hatte, der einzige Mann unter vier Damen, die ebenfalls von ihrem Kampf berichteten. Die Resonanz aus dem Zuhörerkreis war für mich mehr als überraschend. Ich konnte verständlicherweise nur von meinen persönlichen Eindrücken berichten. Kranke und Ärzte sprachen mich an, um noch weitere Einzelheiten zu erfahren.

Die gelungene Veranstaltung hat mein bereits vorhandenes Wissen erweitert und untermauert: Die Kranken, die nach der zunächst vorhandenen Orientierungslosigkeit auf ihre innere Stimme hörten und eigene Wege suchten und fanden, waren erfolgreicher als die Passiven, die nur darauf warteten, daß der Arzt die "Wunderpille" aus der Tasche seines weißen Kittels ziehen würde.

22. Kraftquellen der Kirche

Dem aufmerksamem Leser meiner Krankengeschichte wird nicht entgangen sein, daß Glaube und Fügung sich wie ein roter Faden durch alle Unternehmungen ziehen, die ich im Kampf gegen meine Krankheit eingesetzt habe. Das letzte Kapitel will ich daher den Kraftquellen widmen, die mir die katholische Gemeinschaft, der ich angehöre, geboten hat. Es erschien mir vom ersten Tag der “Kampfaufnahme” an unbedingt notwendig zu sein, der Seele einen festen Halt zu verschaffen.

An anderer Stelle habe ich bereits die Überzeugung vertreten, daß Krankheit und Seelenleben in einem Abhängigkeitsverhältnis zueinander stehen, daß demzufolge das Seelenleben in den Prozeß der Gesundung mit eingebunden werden muß. Eine Orientierungslosigkeit durfte ich nicht aufkommen lassen und schon gar nicht Zweifel im Glauben. Wenn die eigene Kraft nicht ausreicht, um Mut und Zuversicht zu bewahren, ist fremde Hilfe nicht weit. Viele stützende Hände haben mich getragen. Ich könnte so manches Beispiel anführen – wie die Nachtschwester, die sich auf der tiefsten Talsohle meiner Verfassung während der Chemotherapie an mein Bett setzte und mich aus der Verzweiflung herausriß.

Besonders zu erwähnen sind einige Glaubensträger der Kirche, die sich in wahrer christlicher Nächstenliebe um mich gekümmert haben. Wieder meine ich, daß es mehr als nur Zufall war, daß mir diese Helfer begegnet sind. Für mich waren es Kraftspender, ohne die ich wahrscheinlich nicht hätte durchhalten können. Sie haben einen wesentlichen Beitrag zur Ganzheitsbehandlung geleistet. Ärzte und Psychotherapeuten allein können das nach meinem Dafürhalten nicht schaffen.

Im Nachhinein frage ich mich oft: "Wie bist Du auf diesen oder jenen Menschen gestoßen, der Dir im entscheidenden Augenblick die Kraft des christlichen Glaubens vermittelt hat?" Ich brauchte eigentlich nicht zu suchen, sie waren einfach da. So oft wird heute Kritik an der Kirche geübt, sie mag auch zum Teil berechtigt sein. Mich stört es, daß ebenso oft verschwiegen wird, wieviel Segensreiches von der Kirche ausgeht, von Priestern, Ordensleuten und Laien, die in ein Schattendasein gerückt werden, weil sie auch viel zu bescheiden sind, um durch ihr Wirken auf sich aufmerksam zu machen.

Dankbar erinnere ich mich an den Hauspfarrer des Krankenhauses, der mich gleich nach der schweren Operation in seine Obhut nahm. Schon auf der Intensivstation suchte er mich auf, wahrscheinlich in der nicht ganz abwegigen Erwartung, einem Todeskandidaten ins Jenseits hinüberhelfen zu müssen. Entsprechend einfühlsam ging er zu Werke, um mir nicht noch mehr Angst einzuflößen. Vor meinem geistigen Auge sehe ich ihn noch heute über die Türschwelle treten, den kritisch fragenden Blick auf mich, das Häufchen Elend, gerichtet.

Nur so elend, in Bezug auf die Geistesverfassung, war mir gar nicht zumute. Ich kann mich täuschen, aber wahrscheinlich hat er schnell erkannt: "Der braucht Unterstützung für das Leben und nicht für den Tod." Aus diesem vorsichtigen Taktieren und Sich-Näher-Kommen entwickelte sich eine fast freundschaftliche

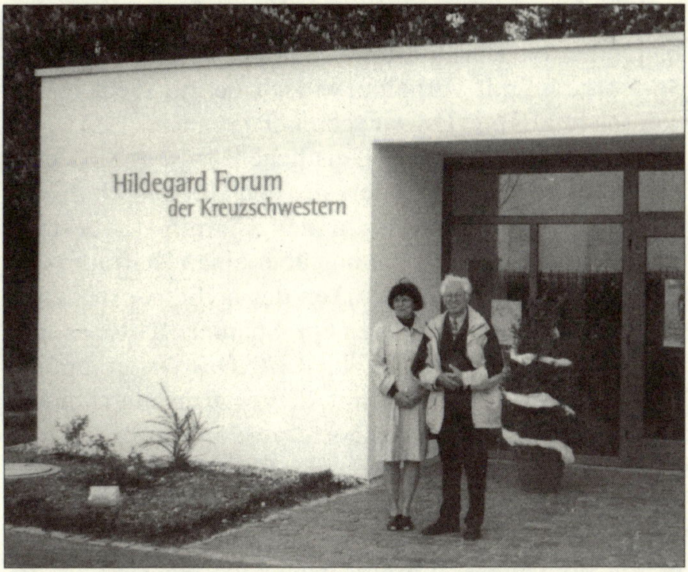

Besuch im Hildegard Forum auf dem Rochusberg in Bingen.

Bindung. Über die Seelsorge hinaus wurde er sogar ein Ratgeber. Der Mann war der Naturmedizin sehr zugetan; er hatte sie an sich selbst oft angewandt, da er von gesundheitlichen Problemen nicht frei war. Von erstaunlichen Linderungen und Heilungen konnte er berichten. Er lehnte die Schulmedizin in keiner Weise ab, meinte aber, daß die Naturmedizin in manchen Fällen zu bevorzugen sei. An Beispielen, die mich sehr beeindruckten, ließ er es nicht fehlen. Alles, was er mir erzählte, war so sachlich und ohne Übertreibung dargestellt, daß ich innerlich mitgerissen wurde.

Für mich waren es kostbare Fingerzeige, die ich dankbar aufgriff, ohne daß sich eine Skepsis gegenüber der Schulmedizin in mir festsetzte. Ich blickte eigentlich schon weit in die Zukunft hinein, wenn alles ausgeschöpft war, was die schulmedizinischen Therapien zu bieten hatten. Ein Priester war es, der in jener Zeit eine Seelsorge an mir vornahm, wie ich sie mir nicht besser wünschen konnte. Es war schon erstaunlich!

Von einem anderen Geistlichen lassen Sie mich erzählen, von einem Pater aus der Gemeinschaft der Claretiner. Der Kontakt zu den Claretinern bestand schon vor meiner Erkrankung über einen Zeitraum von Jahren. Das Leben und Wirken des heiliggesprochenen Antonius-Maria Claret, einem Spanier, hatte es mir angetan. Er lebte von 1807 bis 1870. Das Wissen um ihn und sein Werk ist so konkret, daß es nicht mit rührseligen Legenden angereichert werden muß. In der Chronik des Heiligen heißt es: “Er hat sich zeitlebens rastlos eingesetzt als Missionar, Schriftsteller, Organisator, für die religiöse Erneuerung des Volkes. In ihr sah er die notwendige Voraussetzung für die Lösung der menschlichen, sozialen und personalen Probleme” (zitiert aus: “Pater Claret” von Pater Josef Allinger). Das Empfinden des Heiligen für die weltlichen Probleme der Menschen hat mich angezogen. Die Claretiner sind sehr bemüht, das vom Gründer der Gemeinschaft begonnene Werk in seinem Geiste fortzusetzen.

Wen wundert es, daß man sich in Zeiten der Bedrängnis noch stärker zu solch einer Kongregation hingezogen fühlt? Der Pater, in dessen Obhut ich mich begeben habe, gehört dem Provinzialat in Würzburg an. Ich hätte ihn damals gern sofort aufgesucht, um ihm meine Situation mündlich zu schildern, aber das ließ allein schon meine körperliche Verfassung nicht zu. So beschränkte ich mich auf den Briefkontakt. Dieser war jedoch sehr gehaltvoll und für mich wie ein Leuchtturm in schwerer See. Aus jedem Wort der bei mir eingehenden Briefe war herauszulesen, daß jemand dahinter stand, der für die irdischen Sorgen durchaus Verständnis hatte, der selbst ohne jeden Zweifel daran glaubte, daß durch die Glaubenskraft und das Gebet göttliche Eingriffe herbeigeführt werden können, die sich irdischen Maßstäben entziehen.

Eine gewisse Schwierigkeit bestand für mich zunächst darin, den Glauben an die Hilfe Gottes in die Selbsthilfe einzubinden, ohne die Gewichte zu sehr zur einen oder zur anderen Seite zu verlagern. Die Gefahr, sich ohne eigenes Zutun ganz auf Gott zu verlassen, ist natürlich gegeben. Es wäre zwar ein sehr bequemer Weg, aber ich hätte mir nicht vorstellen können, daß dieser mit der dem Menschen gestellten Aufgabe vereinbar ist. Auch hierzu fand ich eine klare Aussage der Claretiner, die mich zum eigenen Handeln aufforderte: "Gott ist kein Lückenbüßer und tritt nicht auf, wo der Mensch sich selbst helfen kann und soll. Selbsthilfe ist sogar Auftrag Gottes."

Also handelte ich, und zwar in den Varianten, die ich beschrieben habe, um zunächst Körper, Geist und Seele in eine Harmonie zu bringen und um dann an die Quelle zu gelangen, aus der das heilende Lebenswasser geschöpft werden kann.

Wenn ich mich heute in einer stillen Kirche rückschauend meiner Gedankenwelt überlasse, begreife ich den Sinn des Glaubens und sage: "Danke!" Nicht ein einziges Mal ist mir in solchen Stunden der Selbstbesinnung der Gedanke gekommen, ich hätte zu viel oder auch zu wenig getan. Es war für mich exakt die Anzahl der Steine vorhanden, die ich für mein Gesundungsmosaikbild benötigte. Wenn ich mich selbst nicht nach den Steinen bücken konnte oder wenn ich sie suchte und nicht fand, wurden sie mir gereicht. Aus dieser Erkenntnis heraus besitzen Glaube und Fügung einen so ungeheueren Stellenwert für mich, und ich habe, um mich bestätigt zu finden, wieder den Vergleich mit Leidensgenossen angestellt.

Bei meinem Suchen stieß ich auf das Buch des bekannten Fußballspielers Jimmy Hartwig. Er hat seine Lebens- und Krankengeschichte unter dem Titel "Ich möcht' noch so viel tun..." herausgebracht. Ich las, wie ihn die Krebskrankheit plötzlich und erbarmungslos getroffen hat, wie er sich aufgerafft hat, um den Kampf aufzunehmen, und, jetzt kommt für mich das Bemerkenswerte, wie er den Zusammenhang von Leib und Seele in sein Schicksal mit eingebunden hat. Er geht in seiner Offenheit sogar soweit, daß er meint, die katholische Kirche könne ihm den besten Halt in Glaubensfragen geben. Ich weiß nicht, wie er sich entscheiden wird, ich wünsche ihm nur, daß er in seinem Ringen den Beistand erfahren wird, wie ich ihn erlebt habe. Die Überschrift meines letzten Kapitels "Kraftquellen der Kirche" kommt nicht von ungefähr.

Ich beende an dieser Stelle meinen Bericht, und nichts scheint mir passender für den Schluß zu sein, als das Zitat des Journalisten Klaus Haetzel aus seinem Brief: "Jeder muß den Mut finden, seiner inneren Stimme zu folgen." Für meinen Mut habe ich eine große Gnade empfangen – die Gnade eines neuen Lebens.

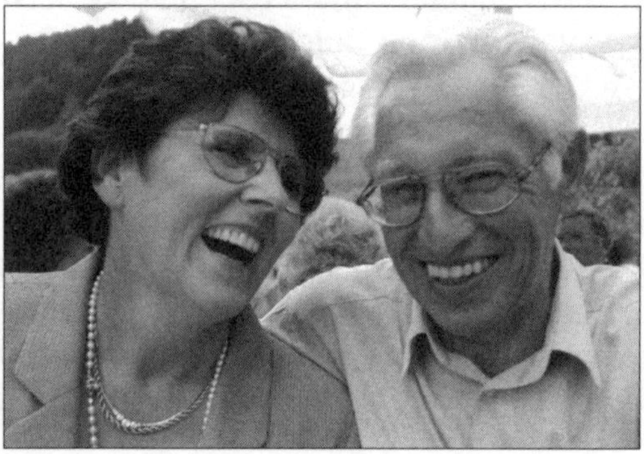

Chronologie der Krankheit

Auftreten der ersten Krankheitssymptome:
April 1990

Operation (u. a. totale Magenentfernung):
2. 5. 1990

Verweildauer im Marienkrankenhaus, chirugische Abteilung, Mendener Str. 52,
58739 Wickede-Wimbern: 30. 4. – 1. 6. 1990

Zytostase-Therapie, Innere Abteilung, Marienkrankenhaus, Wickede-Wimbern:

12. 6. – 28. 6. 1990
18. 7. – 30. 7. 1990
13. 8. – 21. 8. 1990
25. 9. – 2. 10. 1990
30. 10. – 6. 11. 1990
12. 12. – 19. 12. 1990

Zwischendurch eine klinische Blutuntersuchung mit Blutübertragung: 10. 9. – 12. 9. 1990

Alternative Behandlung in der Klinik Friedenweiler, 79877 Friedenweiler: 29. 1. – 3. 3. 1991

Kuraufenthalte bzw. Rehabilitation:

Paracelsus-Klinik Sonnenalm, Kurstraße 5,
88175 Scheidegg: 29. 4. – 27. 5. 1992

Klinik "Im Alpenpark", Defreggerweg 2 - 6,
83705 Bad Wiessee: 26. 6. – 24. 7. 1995

23. Ärztliches Nachwort

In dem vorliegenden Buch beschreibt der Autor, wie er seine Krebskrankheit überwunden hat. Bei der Lektüre war ich tief beeindruckt – einerseits von der Ehrlichkeit des Berichtes – andererseits von der Energie, die der Autor zur Bewältigung seiner Krankheit mobilisiert hat.

Dennoch wird für viele Leser das Aufregendste an diesem Buch sein, daß ein Mensch vom Krebs geheilt wurde. Unter den meisten medizinischen Laien bedeutet die Diagnose einer bösartigen Erkrankung immer noch soviel wie ein Todesurteil, während andere wissen, daß heute etwa 50 Prozent der Krebserkrankungen geheilt werden können.

Für den Mediziner ist der vorliegende Fall dennoch außergewöhnlich: Der Patient mit vorliegender Diagnose – Adeno-Carcinom des Magens mit Infiltration der Muscularis propria, mit regionären Lymphknotenmetastasen und mit Lebermetastasen (pT4pN2pM1) – weist eine "rezidivfreie Überlebenszeit" von jetzt acht Jahren auf. Schon Patienten mit gleicher Diagnose, aber ohne Tochtergeschwülste in der Leber, haben trotz radikaler Operation eine Fünf-Jahres-Überlebensrate von unter zehn Prozent. Werden – wie in diesem Fall – zusätzlich Absiedlungen in der Leber festgestellt, gilt der Patient als unheilbar. Die mittlere Überlebenszeit beträgt dann vier bis sechs Monate, mit Chemotherapie 12, 5 Monate. Daß unser Autor überhaupt noch operiert wurde, liegt offenbar daran, daß die Lebermetastasen erst während der Operation festgestellt wurden.

In der Medizin sind extrem seltene Fälle von “Spontanheilung” bekannt, deren Erforschung erst ganz am Anfang steht. Im vorliegenden Fall kann man jedoch nicht von einer Spontanheilung reden, da sich der Autor ja neben und nach der schulmedizinischen Behandlung auch alternativer Therapien unterzog, insbesondere der Ernährung und Pflanzenheilkunde nach Hildegard von Bingen sowie der Sauerstoffmehrschrittherapie nach Prof. Manfred von Ardenne mit anschließendem ausgiebigem Ausdauertraining.

Möge die Wissenschaft sich vorurteilsfrei mit den hier angewandten therapeutischen Richtungen befassen. Bis dahin möge der medizinische Laie seine Schlüsse aus diesem Buch selbst ziehen.

Leser, die selbst erkrankt sind, mögen Mut bekommen, die Hoffnung nie aufzugeben und alle Kräfte zur Überwindung der Krankheit zu mobilisieren.

Klaus Peper
Arzt für Allgemeinmedizin – Naturheilverfahren
Referent am Hildegard Forum, Bingen

Das Hildegard Forum der Kreuzschwestern in Bingen

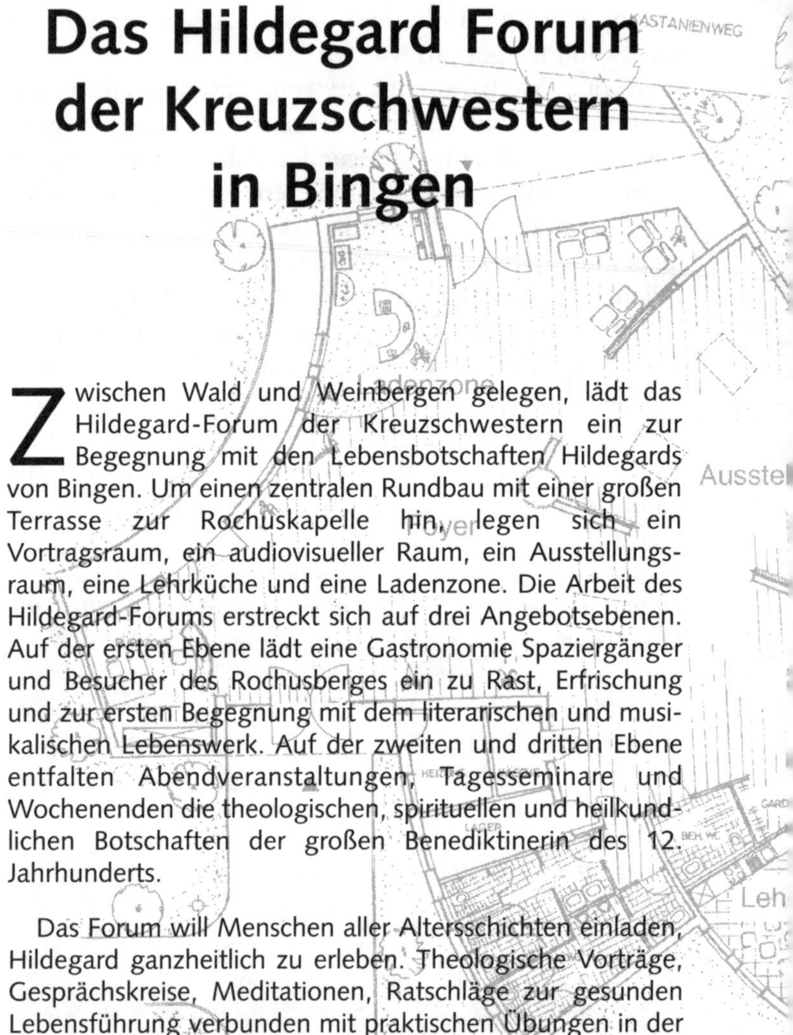

Zwischen Wald und Weinbergen gelegen, lädt das Hildegard-Forum der Kreuzschwestern ein zur Begegnung mit den Lebensbotschaften Hildegards von Bingen. Um einen zentralen Rundbau mit einer großen Terrasse zur Rochuskapelle hin, legen sich ein Vortragsraum, ein audiovisueller Raum, ein Ausstellungsraum, eine Lehrküche und eine Ladenzone. Die Arbeit des Hildegard-Forums erstreckt sich auf drei Angebotsebenen. Auf der ersten Ebene lädt eine Gastronomie Spaziergänger und Besucher des Rochusberges ein zu Rast, Erfrischung und zur ersten Begegnung mit dem literarischen und musikalischen Lebenswerk. Auf der zweiten und dritten Ebene entfalten Abendveranstaltungen, Tagesseminare und Wochenenden die theologischen, spirituellen und heilkundlichen Botschaften der großen Benediktinerin des 12. Jahrhunderts.

Das Forum will Menschen aller Altersschichten einladen, Hildegard ganzheitlich zu erleben. Theologische Vorträge, Gesprächskreise, Meditationen, Ratschläge zur gesunden Lebensführung verbunden mit praktischen Übungen in der Lehrküche gehören zum Programm des Forums. Informationen verbinden sich mit Wanderungen über Wald- und Weinlehrpfade, spielerisch gestalterischen Elementen. Ein großer Hildegard-Kräutergarten und ein mittelalterlicher Obstgarten ergänzen das Informations- und Erlebnisangebot.

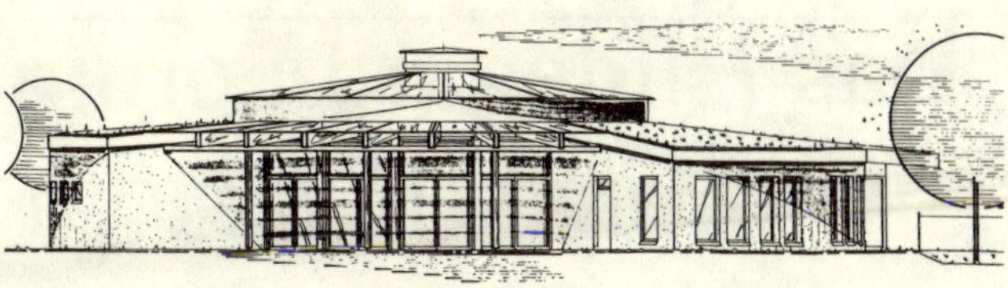

55411 Bingen, Rochusberg 1, Tel. (06721) 18100-0

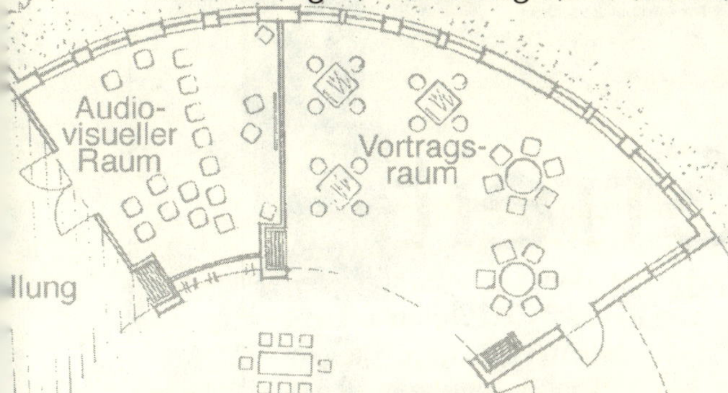

Seit 1666, dem Jahr der letzten großen Pest am Rhein, ist der Rochusberg mit seiner Pestkirche der bedeutsamste Ort der Rochusverehrung diesseits der Alpen. In jedem Jahr feiern die Menschen des Binger Landes im August das Rochusfest, das die Stadtväter 1666 versprachen.

Die Rochuskapelle besitzt einen ihr Leben in acht Bildern erzählenden Hildegardisaltar, und sie beherbergt den Schrein des heiligen Rupertus der Abtei Rupertsberg.

Seit 1920 ist der Rochusberg auch ein Klosterberg. Die Kreuzschwestern errichten im ehemaligen Rochushotel ihr Provinzhaus, und die Oblaten besiedeln ihr fertiggestelltes Priesterhaus unterhalb der Rochuskapelle. Die Kreuzschwestern errichten auf dem Rochusberg ein Kinderheim und leben auf vielfältige Weise das Charisma der heilenden Barmherzigkeit an Hilfsbedürftigen und Behinderten. Ihre Arbeit im Hildegard Forum sehen sie als neue Ausdrucksform des Charismas ihrer Stifterin Adéle de Glaubitz.

Neuerscheinung:

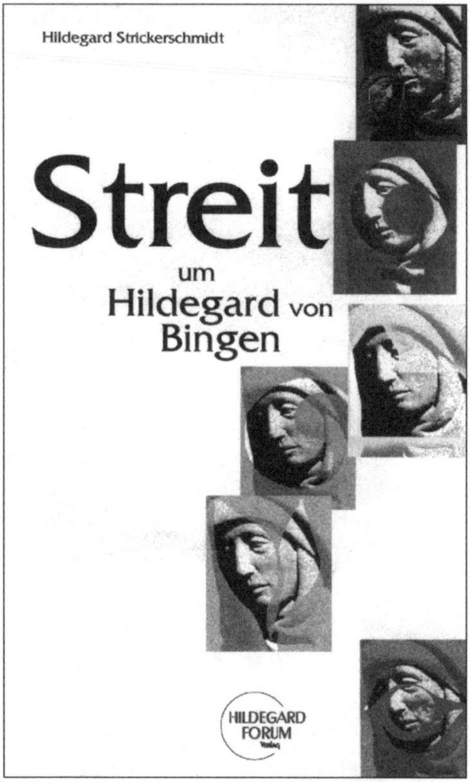

Über Hildegard von Bingen gibt es ganz unterschiedliche, teils entgegengesetzte Meinungen und Interpretationen. Dieses Buch gibt einen Überblick und vermittelt Orientierung zu den Streitthemen.

ISBN 3-9806304-1-2

Inhalt

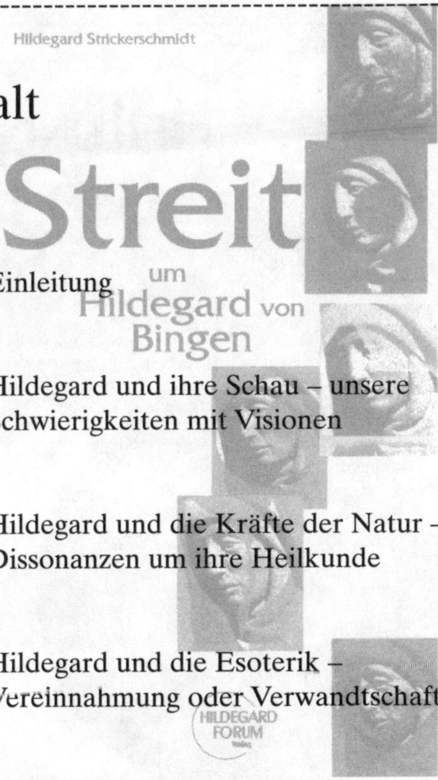
Hildegard Strickerschmidt
Streit
um
Hildegard von
Bingen
HILDEGARD FORUM

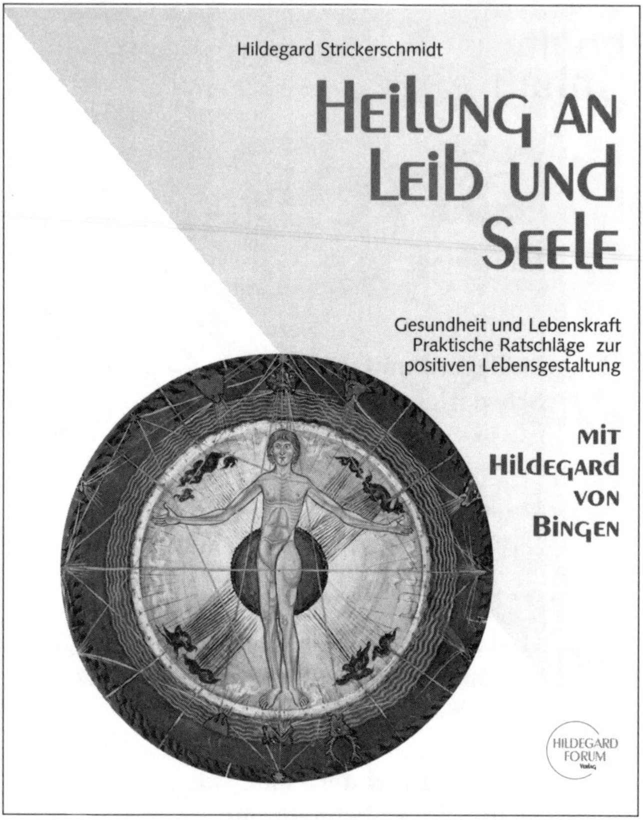

Nach Hildegard von Bingen (1098 – 1179) sind Heil und Heilung für den Menschen nur im Einklang mit der Schöpfung möglich. Die Botschaft dieser großen Frau von der ganzheitlichen Heilkraft ist heute so aktuell wie nie zuvor.

Hildegard Strickerschmidt, Referentin am Hildegard Forum in Bingen, ist seit 20 Jahren durch Studien und Vortragsarbeit eine Kennerin dieses Themas.

ISBN 3-00-001776-3

Inhalt